DU

DIAGNOSTIC

MÉDICAL ET CHIRURGICAL

PAR LES MOYENS PHYSIQUES

PAR

LE Dr LÉONCE SOULIGOUX

Avec 30 Figures intercalées dans le texte.

PARIS

J.-B. BAILLIÈRE ET FILS

LIBRAIRES DE L'ACADÉMIE IMPÉRIALE DE MÉDECINE

Rue Hautefeuille, 19

LONDRES Hipp. Baillière | MADRID C. Bailly-Baillière | NEW-YORK Baillière Brothers

LEIPZIG, E. JUNG-TREUTTEL, 10, QUERSTRASSE

1868

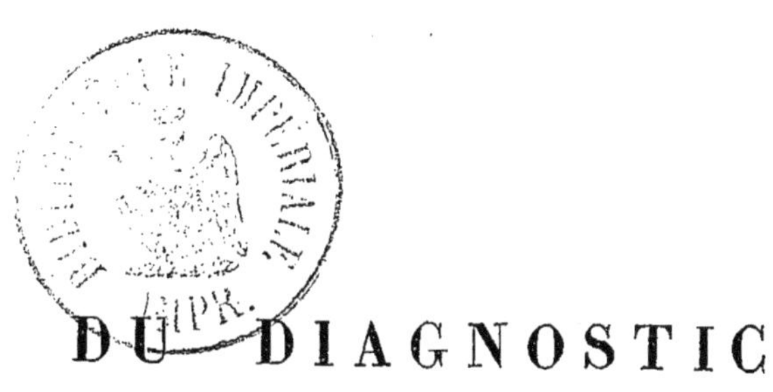

DU DIAGNOSTIC

MÉDICAL ET CHIRURGICAL

PAR LES MOYENS PHYSIQUES

DU MÊME AUTEUR

Du Ramollissement des os, et des moyens d'y remédier. Paris, 1866. 1 vol. in-12.

DU

DIAGNOSTIC

MÉDICAL ET CHIRURGICAL

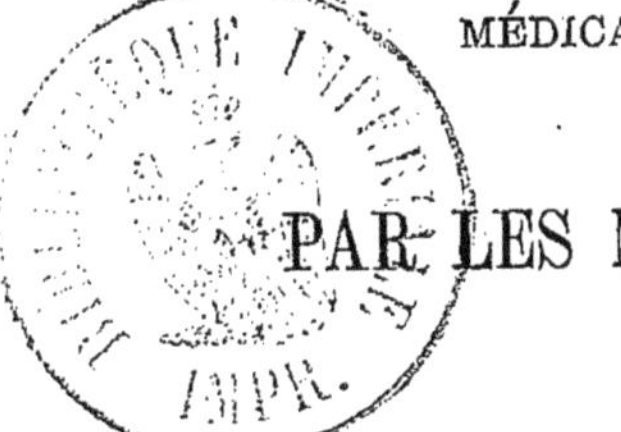

PAR LES MOYENS PHYSIQUES

PAR

LE Dr LÉONCE SOULIGOUX

Avec 30 Figures intercalées dans le texte.

PARIS

J.-B. BAILLIÈRE ET FILS

LIBRAIRES DE L'ACADÉMIE IMPÉRIALE DE MÉDECINE

Rue Hautefeuille, 19

LONDRES	MADRID	NEW-YORK
HIPP. BAILLIÈRE	C. BAILLY-BAILLIÈRE	BAILLIÈRE BROTHERS

LEIPZIG, E. JUNG-TREUTTEL, 10, QUERSTRASSE

1868

PRÉFACE

« L'évidence, dit un penseur, est le caractère des rapports qui supposent l'égalité entre les facultés et l'objet. Il y a plus d'évidence là où les objets sont petits ; elle est le signe de l'abaissement des êtres et non le titre de leur grandeur. » Les mathématiques ont l'évidence absolue ; elles ne sont que des axiomes développés. En dehors des mathématiques, dans les sciences qui ont pour objet l'étude de la nature il n'y a que des probabilités plus ou moins approchées de la vérité. Même dans les sciences physiques où la certitude, pour certains esprits peu réfléchis, semble complète, nous n'avons, à bien prendre, que des faits encore peu reliés entre eux. En astronomie, le lien, la synthèse de tous les phénomènes est la gravitation, la physique, c'est le mouvement ; en chimie, c'est l'affinité. Mais que sait-on de la gravitation de l'affinité ? Rien. En tant que causes, les forces qui se cachent sous ces mots nous sont inconnues. La science ne peut que constater de son mieux leurs effets.

Que si nous pénétrons dans la biologie, les ténèbres sont encore plus épaisses. Le positivisme y côtoie le transcendantisme, et tous deux, ce qui est digne de remarque, prétendent s'appuyer sur l'expérience et l'observation. Ici les théories absolues sont détestables parce qu'elles sont incomplètes. L'homme n'est ni corps seulement, ni esprit uniquement; c'est un être composé, se manifestant par des actes volontaires, intellectuels, sensibles, et par des fonctions vitales. Le médecin doit donc chercher à agir sur l'être humain tout entier; de là le traitement local, le traitement général, le traitement moral toujours associés pour combattre la maladie. En biologie, cela est évident, il y a tant de variables dans le plus petit problème, leur mode de variation est si peu connu qu'on ne peut espérer que des solutions approchées. Donc, celui-là serait bien maladroit et bien coupable qui, de parti pris et de théorie préconçue, négligerait les moindres renseignements, si minimes qu'ils puissent paraître tout d'abord. Pour toutes ces raisons, nous ne craignons ni le spiritualisme qu'affecte la science en certaines régions, ni le matérialisme dont elle se pare dans certaines écoles. Pour un esprit réfléchi, ces deux tendances sont légitimes, en ce sens qu'au lieu de s'exclure, elles doivent s'unir pour le profit commun. Nous restons dans le positivisme, nous voulons dire dans la réalité des faits biologiques. L'observation et l'expérience, mais aidées du raisonnement qui déduit et tire les conséquences, voilà, selon nous, la vraie méthode scientifique. Nous prenons l'organisme vivant comme un objet exclusif. Qu'il nous soit permis de repéter ici ce que disait avec beaucoup de sens M. le professeur Béhier, dans son bel éloge de Rostan : « Chargés de guérir les maladies du corps, nous avons bien assez à faire d'étudier le corps, vivant d'une vie régulière : c'est la physiologie ; et quand cette régularité s'altère, de rechercher comment et d'où vient cette perturbation, afin de tâcher par cette connaissance, si nous pouvons l'acquérir, de rétablir ce qui était modifié : c'est là la pathologie qui entraîne avec soi la thérapeutique. Or, dans l'homme vivant, envisagé à ce point de vue limité, qui est le seul qui doive nous soucier, pas plus, du reste, que nulle part ailleurs dans la nature, les forces, comme le disait fort bien M. Rostan, ne peuvent être vues isolées des instruments qui sont les agents et les moyens de leur manifestation. C'est à ces seuls instruments, à la constatation de leur structure et de leurs modifications variées, de leurs différentes manières d'être qu'il est sage de limiter tout d'abord notre étude.

« Alors sans nous mêler de l'âme ou même de

l'esprit, dont nous n'avons à rechercher l'état que d'une manière tout à fait accidentelle ou relative, nous voyons clairement que les propriétés de ces corps organisés et vivants sont différentes, à plus d'un titre, des propriétés que l'on constate dans la matière non organisée et dans le corps de l'homme lui-même, lorsque la vie l'a quitté. La matière organisée jouit donc de propriétés spéciales, elle est le siége de la manifestation de forces spéciales; et pour chercher à connaître de mieux en mieux ces propriétés, nous savons qu'il nous faut des procédés d'observation aussi (Gavarret).

« Aller au delà, c'est aller au delà des faits, car aller au delà de ce que l'on sait et constate, c'est sortir de la voie d'exactitude et de rigueur qui seule permet les progrès de la science. » C'est là l'*organicisme*, « il est encore debout. Sa base même s'est élargie, il a grandi et est devenu le *biologisme*, drapeau dont, à vrai dire, les couleurs sont les mêmes que celles de l'organicisme, mais dont les nuances sont plus vives et dont les plis moins nombreux cachent moins la devise. L'expérimentation appliquée à la physiologie, à la pathologie, à la chimie, à la thérapeutique, a permis de voir plus loin et plus clair dans les questions médicales. »

Le positivisme médical que nous allons constater dans cette étude, en examinant les nombreux instruments de diagnostic, ce n'est pas autre chose que la prétention qu'a aujourd'hui le médecin de voir de ses yeux, de pénétrer dans les replis les plus cachés de l'organisme pour y chercher la lésion. Il est curieux de voir comment la physique intervient dans l'examen de certains organes cachés pour donner au diagnostic une précision presque mathématique.

Nous allons voir toutes les parties de la physique apporter chacune leur contingent. Nous nous bornons à rappeler ce qu'elles ont donné au diagnostic et non pas à la pathologie; nous décrivons chaque instrument de diagnostic dans les seules parties essentielles nécessaires pour en faire comprendre le mécanisme; nous ajoutons des observations choisies avec soin qui montrent nettement l'utilité de ces appareils. Voilà, en quelques mots, notre travail qui ne saurait avoir la prétention d'être un traité de diagnostic. S'il justifie suffisamment son titre, nous aurons atteint notre but.

LÉONCE SOULIGOUX.

Paris, le 1er janvier 1868.

DU

DIAGNOSTIC

MÉDICAL ET CHIRURGICAL

PAR LES MOYENS PHYSIQUES

CHAPITRE PREMIER

ACOUSTIQUE

L'acoustique nous fournit les deux plus grands moyens de diagnostic que nous possédions : la percussion et l'auscultation. Il faut y ajouter un moyen secondaire que son auteur a appelé la dynamoscopie.

PERCUSSION.

La percussion est un des moyens les plus généraux que nous ayons pour reconnaître les différents corps entre eux. Elle s'aide de deux de nos sens les plus sensibles, le toucher et l'ouïe, qui tous deux concourent à lui donner leurs indications. Je frappe un corps avec le doigt : en même temps que mon oreille entend ses vibrations, ma main ressent des impressions correspondantes. Il est évident par l'expérience de tous les jours que ces vibrations et ces impressions sont différentes pour les différents corps ; le métal ne vibre pas comme le bois, un corps mou ne laisse pas au doigt l'impression d'un corps dur.

La percussion est donc un moyen de connaître par deux sortes de sensations : *les sensations tactiles*, *les sensations acoustiques*, qui se complètent les unes les autres. C'est pour avoir négligé les premières que certains médecins ont été conduits à diminuer la valeur de la percussion comme procédé de diagnostic ; c'est encore la même raison qui explique que entendre percuter et percuter soi-même ne sont pas deux opérations identiques.

La percussion directe des corps sans aucun intermédiaire n'est applicable ni aux liquides ni aux gaz. Elle se limite aux corps solides, et encore faut-il que le corps solide soit homogène, ce qui n'est pas le cas d'un organe vivant composé de parties solides, liquides et gazeuses. Voilà pourquoi la percussion directe ou immédiate est en médecine un moyen de peu de valeur et aujourd'hui délaissé. Qui pourrait comparer la percussion d'Avenbrugger avec la percussion sur le doigt ou sur la plaque d'ivoire !

La seule interposition de cette plaque fait de la percussion un procédé général d'investigation applicable à tous les corps, liquides ou gazeux aussi bien que solides. L'eau que l'on frappait vainement à sa surface va rendre un son percuté à travers le fond de la barrique qui la renferme, et c'est si bien l'eau qui vibre que si on la remplace par du vin, on aura un son différent. L'air percuté à travers l'épaisseur d'une caisse qui le contient rend un son différent de celui que rendrait tel autre gaz qui serait mis à sa place. On voit par ces quelques exemples que la percussion médiate n'a guère de commun que le nom avec la percussion directe.

La percussion médiate rappelle le nom d'un ancien et très-illustre professeur de cette école qui fut notre maître et que nous n'oublions pas dans sa retraite. C'est à M. le professeur Piorry que l'on doit cette grande systématisation connue sous le nom de *plessimétrisme*. C'est lui qui a montré par des expériences nombreuses que les corps solides, liquides, gazeux percutés par l'intermédiaire de la plaque d'ivoire, donnent des sensations tactiles et acoustiques particulières à chacun d'eux et variables selon la densité, la composition et la structure. Entre deux liquides en apparence très-semblables, de l'eau pure et de l'eau gazeuse, il y a même une telle différence de sonorité qu'il est impossible de les confondre.

Etudier la percussion des différents corps séparément ne suffisait pas ; il fallait expérimenter leurs divers mélanges afin de connaître les modifications qu'ils apportent dans les sensations acoustiques et tactiles. C'est ainsi qu'il a été démontré que le mélange d'un solide et d'un liquide (un corps poreux par exemple) donne lieu à une matité, à un défaut d'élasticité très-appréciable par le tact et par l'oreille ; on dirait que le liquide interposé amortit, éteint les vibrations. On s'est assuré également que la présence de gaz dans la trame d'un solide augmente son élasticité et sa sonorité. L'interposition de bulles gazeuses entre les molécules d'un liquide (dissolution de gaz dans les liquides) diminue leur élasticité et leur sonorité ; c'est là un fait d'expérience dont l'explication reste à trouver. Peut-être pourrait-on dire que c'est plutôt le liquide qui empêche ici le gaz de vibrer.

Après avoir étudié la percussion des différents corps et de leurs mélanges, M. le professeur Piorry a entrepris une autre série d'expériences. Au lieu de mélanger les corps entre eux, il les a simplement superposés. Ceci est de la plus haute importance pour le diagnostic. « Si l'on vient, dit

M. Piorry, à placer les unes au-dessus des autres des substances de densité et de disposition moléculaire différentes, substances qui donnent par le placoplessisme des sensations tactiles et acoustiques diverses, on peut, en modifiant la manière de percuter, obtenir à volonté des impressions en rapport avec la présence de chacun de ces corps. Appliquez en effet une lame d'ivoire solide et sonore au-dessus d'un morceau de drap plié en quatre ou huit doubles; déposez inférieurement à celui-ci une lame de caoutchouc superposée à un morceau de bois ; que cet appareil vienne à recouvrir un cylindre membraneux modérément distendu par de l'air, et percutez alors de diverses façons la lame d'ivoire supérieure, voici ce que vous observerez : 1° Si vous frappez presque horizontalement et en effleurant le placoplesse superposé, vous obtiendrez la sonorité sèche et la densité propres à l'ivoire ; 2° percutez-le un peu plus fortement dans la direction d'une ligne formant avec sa surface un angle de quatre ou cinq degrés de manière à ce que la ligne, suivant laquelle la direction de ce choc aura lieu, s'étende jusqu'au drap mouillé, vous éprouverez des sensations plessiques qui seront en rapport avec la disposition physique de ce tissu humecté ; 3° élargissez de quelques degrés l'angle de la percussion et augmentez d'un peu la force de l'impulsion, vous saisirez parfaitement le bruit sourd propre à la gomme élastique ; 4° donnez encore plus d'ouverture à l'angle que dessine la ligne dans la direction de laquelle vous percutez et augmentez la force du choc, et vous percevrez la sonorité et la dureté sèche que donne le bois, 5° venez enfin à frapper fortement et perpendiculairement, vous ferez vibrer l'enveloppe membraneuse et l'air qui y sera contenu, et vous obtiendrez des sensations en rapport avec la présence de ces corps ; 6° vous pourrez même, par une percussion plus énergique encore et en laissant un moment le doigt appliqué après le choc, reconnaître que des corps solides ou que des gaz sont situés derrière l'enveloppe membraneuse remplie de fluide élastique. » On voit par là comment on peut atteindre par la percussion un corps placé à des profondeurs diverses : de là deux sortes de percussion : la percussion profonde et la percussion superficielle.

Toutes ces expériences de pure physique, qui se rapportent en définitive à l'élasticité des corps et qui s'expliquent par les lois mêmes de l'élasticité, ont leur application immédiate à l'étude de l'homme. Le corps humain est un composé de solides, de liquides et de gaz, et par conséquent peut être étudié par la percussion. Il y a des corps durs, des os (1); des corps mous, le cœur, la rate ; des corps intermédiaires, les reins, le foie ; des liquides, le sang ; des gaz dans l'intestin, — et tous ces corps sont ici juxtaposés, là superposés. Ce que nous avons dit précédemment montre qu'ils peuvent être atteints par la percussion médiate et par là même *délimités*, les sensations tactiles et acoustiques étant différentes pour chacun d'eux.

Ces sensations sont de plusieurs sortes : 1° sensations simples, telles que les sensations de dureté (sclérosiques), de mollesse (malaxiques), d'eau (hydriques), de gaz (gaziques), de tambour, (tympaniques), de vibration (palliques) ; 2° sensations complexes, telles que les sensations scléro-gaziques, ou malaxo-tympaniques, etc. Ces expressions se comprennent sans qu'il soit besoin d'insister ; elles expriment un état bien défini des corps que l'on percute et par conséquent font connaître leur nature physique.

Nous sommes loin de la percussion d'Avenbrugger. Les travaux de M. le professeur Piorry ont transformé ce petit moyen de diagnostic dont autrefois les applications étaient si restreintes en une science ayant ses faits, ses lois, jusqu'à sa nomenclature, et aussi en un art délicat qui a ses

(1) Voir *Du ramollissement des os et des moyens d'y remédier*, par Léonce Souligoux.

procédés d'opération. Le point de départ de tant de remarquables travaux est cette plaque d'ivoire dont nous avons déjà parlé, ce *plessimètre* que peuvent apprécier à sa haute valeur ceux-là seuls qui savent s'en servir.

Avant d'adopter l'instrument qui est aujourd'hui entré dans la pratique, M. Piorry a fait bien des essais. Il est ainsi arrivé par de longs tâtonnements à cette formule très-simple : « Toute lame mince, dense, solide, élastique, sonore, non fragile, peut être utilement employée comme plaque de percussion. » Cette formule est la conséquence de lois physiques connues, et résume les moyens que l'on emploie pour renforcer un son. Elle exclut, par conséquent, certaines substances que l'on emploie, telles que le caoutchouc, les métaux (à cause de petites vibrations particulières), etc. Elle s'oppose surtout à l'emploi du doigt comme objet médiateur, lequel n'est ni mince, ni homogène, ni élastique. M. Piorry, qui, on ne le contestera pas, est un maître dans l'art de percuter, après avoir le premier essayé la percussion digitale l'a abandonnée. Il faut dire encore que tout ce qui peut être un obstacle aux sensations tactiles, dont on ne tient pas d'ordinaire assez de compte, doit être écarté : ainsi, le marteau dont quelques élèves d'un ancien professeur se servent aujourd'hui.

Ainsi un plessimètre d'ivoire, muni d'oreillettes pour le saisir et l'appliquer sûrement sur la partie du corps à percuter, et portant des indications métriques propres à faire exactement juger de l'étendue des organes et des lésions que l'on explore, tel est le plessimètre qui réalise le mieux les indications que donne la théorie pour la production du son.

La mensuration des organes est le but définitif de la percussion médiate; c'est pourquoi le plessimètre porte des indications métriques à sa surface. Si, guidé par l'anatomie normale, vous percutez le corps humain et que vous traciez à l'aide d'un crayon des lignes partout où la sonorité change brusquement, il est évident que quand tout le corps a été exploré, l'ensemble de ces lignes vous donne le dessin des différents organes, foie, cœur, rate, etc., situés plus ou moins profondément. C'est là ce que M. le professeur Piorry appelle l'organographisme. Tel organe est-il hypertrophié, est-il atrophié? est-il survenu en tel point du corps une production morbide? etc., il sera facile de répondre à ces différentes questions par la comparaison des mesures obtenues sur le malade avec les mesures qu'ont fait connaître le plessimétrisme sur l'homme sain. De là, des renseignements précieux qui éclaireront le diagnostic.

Il est utile de faire remarquer que l'organographisme est une méthode générale qui ne s'applique pas seulement à la percussion, mais aussi à la palpation, à l'auscultation, etc. Un point, une ligne tracés au crayon sur la partie du corps où doit se concentrer l'observation du médecin peut être pour lui un repère de la plus grande utilité, destiné à l'aider dans l'étude et la marche de la maladie.

Il importe donc au praticien qui veut obtenir des dessins exacts de s'appliquer à bien délimiter les organes. Là est le but principal de la percussion médiate et là est aussi la difficulté. Pour faciliter cette délicate opération, on a essayé quelques modifications au plessimètre ordinaire. On nous permettra de décrire ici un petit appareil qu'au mois d'avril 1865, M. le professeur Piorry a présenté en notre nom à l'Académie de médecine.

Quand on percute, plus la surface du plessimètre où existe le contact de l'instrument avec la peau est petite et plus le lieu ou les changements de sonorité se produisent est facilement appréciable.

Il est résulté, pour nous, des leçons du professeur de l'Hôtel-Dieu, que le plessimètre doit fournir à deux indications principales : 1° celle de donner des sensations d'ensemble, les différences d'élasticité et de sonorité; 2° celle de servir à délimiter les organes.

Avec le plessimètre de M. le professeur Piorry, on obtient très-facilement le premier résultat; mais pour arriver au second, c'est-à-dire pour marquer la limite exacte qui sépare les points où se produisent deux sons, la difficulté est plus grande. M. le professeur Piorry insiste, dans cette circonstance, sur l'importance de la percussion pratiquée sur le bord du plessimètre.

Cette méthode qui, entre les mains du professeur de l'Hôtel-Dieu, donne des résultats si remarquables, a paru, à des personnes qui commencent l'étude du plessimétrisme, d'une exécution difficile.

Les plessimètres présentés par MM. Peter et Germe (1) remplissent, il est vrai, la seconde indication précédemment posée; mais, ainsi que tous ceux qui en ont fait usage peuvent le constater, ils ont le très-grand désavantage de ne pouvoir fournir les sensations d'ensemble, et de demander, par conséquent, des manœuvres longues, fatigantes et toujours douloureuses pour les malades.

Après avoir cherché longtemps le moyen de réunir dans un instrument unique les deux indications fondamentales du plessimétrisme, je crois

(1) Bulletin de l'Académie de Médecine, t. XXX, p. 654.

avoir atteint ce double but en apportant la modification suivante, d'ailleurs très-légère, au plessimètre de M. Piorry.

La table inférieure de l'instrument ne subit aucun changement ; la table supérieure, au contraire, est inclinée, de manière que la surface de percussion, tout en conservant un bord rectiligne l'épaisseur qu'elle a dans le plessimètre de M. Piorry, *présente à son bord circulaire une épaisseur de 5 millimètres.*

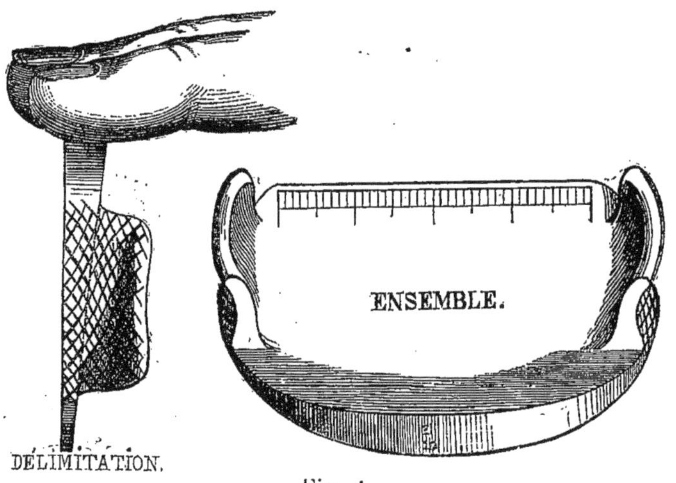

Fig. 1.

L'instrument étant donné, voici la manière dont je procède : après avoir trouvé, au moyen des signes plessimétriques les sensations d'ensemble et après être arrivé *à peu près* aux points où se produisent les changements de son, je fais exécuter à l'instrument un mouvement de rotation, en vertu duquel le bord rectiligne restant appliqué sur la paroi du corps, le bord opposé, c'est-à-dire le bord circulaire modifié, ainsi que je l'ai expliqué plus haut, se redresse et vient servir de surface de percussion ; dans cette nouvelle position, je fais avancer graduellement l'instrument jusqu'à ce que le changement de son se produise, et comme la surface de contact est à peine de 2 millimètres, j'arrive avec une précision remarquable sur la limite cherchée.

Le plessimètre que je propose présente des avantages incontestables : 1° on peut s'en servir comme d'un plessimètre ordinaire *lorsqu'il s'agit d'obtenir des sensations d'ensemble ;* 2° sans en avoir les inconvénients, il présente les mêmes avantages que les plessimètres de MM. Peter et Germe, puisque la surface du contact est à peine de 2 millimètres ; 3° au lieu d'un point de délimitation, on peut avoir une ligne de 4 centimètres de longueur.

Une objection s'est présentée; la voici : « Si vous percutez, m'a-t-on dit, à plat et près du bord rectiligne que vous amincirez, vous n'obtiendrez pas le même son qu'en percutant sur le bord circulaire qui présente beaucoup plus d'épaisseur. A ceci je réponds qne c'est précisément pour éviter la percussion sur le bord du plessimètre si utile pour délimiter les organes, percussion qui présente des difficultés pour ceux qui commencent l'étude du plessimétrisme, que j'ai fait subir au plessimètre la modification dont je viens de parler. De plus, le plan incliné présente un grand avantage pour la percussion qui se pratique superficiellement et en dédolant.

Si en relevant mon plessimètre et en l'appuyant par son bord étroit sur la limite organique, *on porte successivement son bord circulaire et épais en dehors et en dedans de cette limite*, alors en percutant sur le rebord épais dans ces deux directions opposées, on trouve des nuances de sons différents et en rapport avec les conditions de structure des organes qui se trouvent de chaque côté du bord appliqué sur la peau ; ces nuances servent d'une manière admirable à bien fixer les limites recherchées.

J'ai cru devoir soumettre au jugement de l'Académie la modification que j'apporte au plessimètre, dans la pensée que cette idée, toute simple qu'elle est, peut offrir des avantages dans l'étude du plessimétrisme.

Il n'entre pas dans notre plan de faire un manuel complet de plessimétrisme. Il a été fait et bien fait. Mais s'il est inutile ici de dire comment il faut tenir, appliquer le plessimètre, de parler de toutes les précautions à prendre relativement aux doigts qui percutent, etc., pour obtenir de bons résultats, il ne sera pas superflu de dire, en quelques mots, comment on doit opérer au lit du malade pour se placer dans les conditions les plus favorables.

Le médecin est assis et le malade couché sur le bord du lit, sur le dos ou sur le flanc, selon l'organe que l'on percute. Il est important de tenir compte des objets sur lesquels repose le corps, car si l'on a à percuter profondément, la percussion les fait évidemment résonner.

On s'exposerait aussi à de graves erreurs, si on percutait les organes superficiels comme les organes profonds : les uns (comme la peau), doivent se percuter en frôlant, pour ainsi dire, la plaque d'ivoire parallèlement à sa surface, les autres ne peuvent s'atteindre qu'en frappant fortement le plessimètre perpendiculairement et toujours avec la pulpe du doigt.

En suivant les procédés opératoires indiqués par M. Piorry, un opérateur patient et attentif peut arriver, après un exercice suffisant, à limiter non-seulement les gros organes, tels que le foie, la rate, la colonne vertébrale, le cœur, les intestins, mais aussi les diverses enveloppes séreuses, les grosses artères, l'utérus, les ovaires, le pancréas, etc. La délimitation de chaque appareil nécessite des procédés appropriés et spéciaux que le professeur Piorry a indiqués. Si nous ne pouvons les mentionner ici, au moins devons-nous, pour montrer la grande utilité de la percussion, comme moyen général de diagnostic, citer quelques observations ; elle feront voir que si dans la pratique de la plupart des médecins le plessimétrisme est encore limité à quelques organes, ce n'est nullement la faute de la méthode.

OBSERVATION I.

Anévrysme de l'artère crurale guéri par la compression directe et alternative. (Recueillie par M. Léonce Souligoux.)

M. C..., habitant la ville de Mantes, âgé de 62 ans, d'une constitution robuste, écussonnait un arbre ; il avait à la main un canif ouvert ; il le mit dans la poche de son pantalon, la lame étant dirigée en bas. L'échelle sur laquelle il était monté fit défaut et M. C... tomba ; dans la chute, la pointe de l'instrument tranchant pénétra à la partie antérieure et interne de la cuisse, et à 8 centimètres au-dessous du pli de l'aine, et cela dans une assez grande profondeur. Le blessé, voyant tout à coup s'écouler par la piqûre une proportion de sang très-abondante, eut l'heureuse idée de porter un doigt sur la blessure et de presser avec beaucoup de force pendant un temps considérable.

L'hémorrhagie s'arrêta brusquement, et trois

jours se passèrent sans qu'aucun accident se manifestât ; mais voici que le quatrième jour, à l'occasion d'un effort, une tumeur longue de 7 centimètres, large de 3, se déclara dans la direction de l'artère crurale. Cette tumeur était le siége de battements isochrones à celui du pouls, le mouvement d'expansion avait lieu, et ce fut dans ces conditions que M. C... vint à Paris consulter M. le professeur Piorry. La confiance du malade dans le médecin était bien grande et justement méritée ; car il y a trois ou quatre ans, M. Piorry avait guéri par le phosphate de chaux et l'iodure de potassium deux personnes de la même famille, atteintes du mal de Pott, et l'un de ces cas avait eu pour résultat un abcès par congestion, contre lequel M. Piorry avait employé avec succès la ponction, les injections d'eau pure et la teinture d'iode au tiers.

Le malade fut soumis au repos absolu. Tenant compte des progrès récents de la science et des publications de M. le Dr Broca, M. Piorry, étant en doute sur la question de savoir s'il fallait avoir recours à l'opération ou si la compression devrait être employée, eut une consultation avec M. le professeur Denonvilliers.

Voici quels étaient les phénomènes physiques que ces deux professeurs trouvèrent chez le malade :

1° Une apparence de santé on ne peut plus satisfaisante et un état normal de tous les viscères.

2° La cicatrice d'une blessure de moins d'un centimètre de longueur, existant à droite de l'artère crurale et touchant à la partie la plus élevée de la tumeur qui va être décrite.

3° Une saillie dont les dimensions viennent d'être indiquées, elle était le siége non-seulement de battements expansifs, mais encore d'un bruit de souffle qui s'étendait dans le trajet de l'artère crurale.

4° Un frémissement cataire qui semblait se propager assez loin à droite et en bas, et qu'il était naturel de rapporter à la veine crurale ouverte aussi par l'instrument; anévrysme variqueux (phlébartérasie traumatique).

5° Une matité hydrique très-absolue dans toute l'étendue de la tumeur, ainsi que dans l'artère au-dessus et au-dessous de la tumeur. Cette dernière circonstance permit de mesurer de la manière la plus parfaite l'artère crurale et l'anévrysme. Ce fait important confirma des recherches antérieures de M. Piorry sur le plessimétrisme des artères, recherches d'après lesquelles il est certain que l'on peut, au moyen de la percussion médiate, déterminer de la manière la plus précise les dimensions et le siége exacte d'un gros vaisseau artériel. La tumeur était d'une résistance moyenne, sa dureté médiocre ; elle donnait au doigt par la palpation plutôt la sensation d'un liquide que d'un corps solide (matité hydrique). Autour d'elle ne se trouvait aucun engorgement. On ne constatait pas au-dessus de la tumeur de dilatation de veines.

D'après les faits communs, tout portait à croire cependant qu'il y avait chez M. C..... une communication traumatique entre l'artère et la veine, et les avis des deux savants professeurs furent, qu'il était convenable avant de songer à l'opération, de tenter la compression telle qu'elle avait été faite dans les cas publiés par M. Broca.

L'existence de l'anévrysme faux consécutif était, du reste, parfaitement évidente, et l'anévrysme variqueux était extrêmement probable. Le malade fut adressé par M. Piorry à M. Charrière, qui fut invité à remplir les indications suivantes :

1° Pratiquer au-dessus et au-dessous de la tumeur, à l'aide d'une pelote fixée par un ressort, une compression sur l'artère.

2° Etablir aussi la compression sur la tumeur elle-même moyennant une autre pelote dont la surface un peu concave serait accommodée à la forme de l'anévrysme.

3° Employer des vis de pression qui, agissant

sur les ressorts, pourraient augmenter ou diminuer à volonté la pression sur la tumeur, de manière à ne pas la laisser permanente. M. Piorry remit à M. Charrière un dessin qui représentait assez bien l'idée exprimée par MM. Denonvilliers et Piorry : *bien entendu que la compression devait être temporaire, médiocrement forte;* car si elle eût été très-énergique et continue, il aurait pu en résulter la mortification et des accidents très-graves.

Or M. Charrière confectionna avec célérité, et avec une intelligence qu'on ne saurait assez louer, l'appareil dont voici le dessin et la description :

Cet appareil se compose d'une gouttière matelassée A, à double échancrure du côté interne, pour y placer la cuisse droite ou gauche; sur le côté externe est fixée une tringle plate limée en biseau, et sur laquelle glissent horizontalement les extrémités inférieures des deux montants qui portent les pelotes compressives dont l'une B sert à comprimer l'artère fémorale ou crurale; elle est de forme convexe et petite, se fixe sur une longue vis qu'elle-même tient au moyen de deux plaques enveloppées d'un morceau de caoutchouc E, de manière à exercer ainsi une pression constante, et en même temps élastique.

Comme dans le compresseur de M. Broca, compresseur dont le mécanisme a été simplifié pour cette circonstance, en remplaçant les crémaillères par une articulation nouvelle à charnière, le mouvement est produit par la vis D, qui permet de diriger la pelote de dehors en dedans.

La deuxième pelote C, qui a été faite exprès pour le malade de M. Piorry, est concave ; elle est appliquée sur un arc de cercle en acier flexible, et peut être placée dans toutes les directions, son action est directe et non à pression élastique.

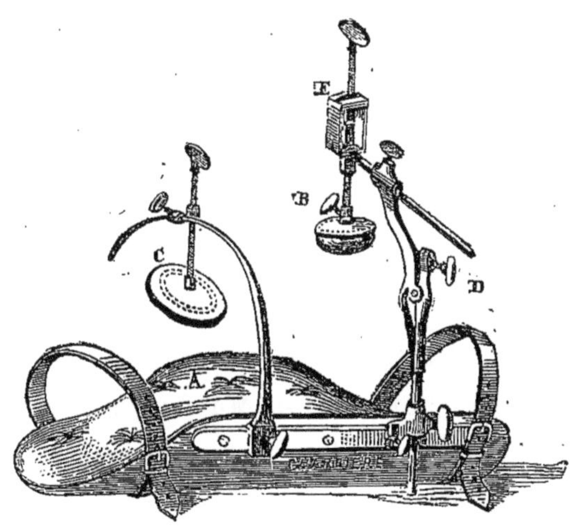

Fig. 2.

Cet appareil, employé de la manière la plus méthodique par les médecins et par les parents du malade, eut dans son application les plus heureux résultats. La tumeur diminua sensiblement, c'est-à-dire de plus d'un centimètre d'un côté à l'autre, et la diminution de haut en bas fut également manifeste. En moins de dix jours les battements diminuèrent sensiblement de force, et le plessimétrisme fit constater deux variétés de sensations tactiles et acoustiques sur la tumeur. Au centre, ces mêmes sensations étaient hydriques, c'est-à-dire qu'on trouvait là une matité absolue, tandis que latéralement et des deux côtés, il y avait au doigt et à l'oreille de la dureté, mais en même temps une sonorité marquée, c'est-à-dire, que dans les premiers espaces se rencontrait du sang à l'état liquide, tandis que dans les seconds se trouvait des caillots organisés ou organisables (caillot passif de M. Broca); en même temps le frémissement artériel diminua de la manière la plus manifeste.

Les accidents furent ensuite moins accentués, et le malade partit pour Mantes en conservant toujours son appareil et en présentant toutes les chances d'une guérison de plus en plus solide. M. Piorry, après avoir reproduit notre observation dans son *Traité de plessimétrisme*, ajoute : « Depuis la publication de ce fait par M. Léonce Souligoux, mon excellent élève et ami, dans le *Courrier médical*, j'ai appris que cette guérison avait été complète et définitive. »

OBSERVATION II

(*Recueillie par M. A. Ramond*).

Une femme de 45 ans, d'une constitution médiocrement robuste, entre à l'hôpital de la Charité et M. le professeur Piorry l'examine à la visite du matin. Les accidents principaux qu'elle éprouve sont : une gêne considérable à respirer, qui se traduit par l'élévation fréquente des côtes. Sa figure est légèrement violacée et présente une expression générale de souffrance ; son embonpoint est assez bien conservé. Suivant son habitude, M. Piorry explore tout d'abord la partie dont cette femme se plaignait, et elle accuse la région cardiaque de sa souffrance. Le premier fait qui frappe le professeur est une dilatation considérable des branches veineuses, qui, partant de la région thoracique sous-cutanée, se rendent vers la sous-clavière gauche et même droite ; les veines jugulaires et celles de la tête sont aussi distendues et ne diminuent point de volume par les soupirs réitérés, pas plus qu'elles n'augmentent lorsque la malade ralentit de beaucoup la respiration, ce qui prouve que l'obstacle a pour siége les organes circulatoires et non pas le poumon.

La main appliquée sur la paroi thoracique ne

cause point de douleur ; mais l'on perçoit le *frémissement cataire*. Le cœur exploré par le plessimétrisme, limité par le crayon, présente 14 centimètres d'un côté à l'autre, sur lesquels 3 appartiennent à l'oreillette droite. La forme de cet organe est régulière. Au-dessus de la figure du cœur et de l'aorte, on trouve surtout à gauche, une matité avec résistance au doigt, occupant un espace dont la forme est ovale, et qui présente 7 centimètres de haut en bas et 5 centimètres d'un côté à l'autre ; la matité y est très-dure. La crosse de l'aorte n'est point dilatée.

Sous l'influence de l'hyperpnéisme, le cœur diminue de près de 3 centimètres, tandis que la tumeur ne varie point de volume. Cet organe ne donne à l'auscultation ni tintement ni bruit de souffle ou de râpe. Le foie est de volume normal et diminue par des respirations accélérées ; aucun autre organe ne donne des signes de souffrance.

La médio-percussion et le dessin plessimétrique du corps tyroïde ont fait trouver que la matité correspond à ce corps devenu volumineux.

L'étude analytique des symptômes conduit au résultat suivant :

Cette femme est de Dijon ; elle dit avoir connu beaucoup de goîtreux dans la ville et qu'elle-même a été atteinte du goître dans son enfance. Elle s'est bien portée jusque il y a trois mois. Le mal s'est déclaré lentement, a augmenté d'une manière incessante jusqu'à présent et la difficulté de respirer a été le principal symptôme qu'elle a éprouvé.

Que penser de ces accidents, de l'ensemble des lésions observées et de la symptomatogénie des phénomènes que cette femme éprouve? il était difficile de résoudre la question.

S'agit-il d'un anévrysme ou d'une masse tuberculeuse? se demande tout d'abord M. Piorry. Est-il question d'une tumeur encéphaloïde ? Enfin serait-ce d'une *tumeur de la glande thyroïde* qu'il s'agirait, comme tout porte à la croire ?

Dans tous les cas, ajouta M. Piorry, la tumeur comprime la veine cave supérieure, de là la dilatation veineuse , la stase du sang, la gêne à respirer, etc.

La malade mourut dans un accès de suffocation et on trouva sur le cadavre les faits constatés pendant la vie. La pièce pathologique fut mise sous les yeux des élèves et des médecins qui suivaient alors la clinique et l'on put s'assurer de l'exactitude du diagnostic. En effet, la veine cave supérieure était comprimée par un *goitre* et *la tumeur* était *carcinomateuse*.

AUSCULTATION.

L'auscultation, ce grand moyen physique de diagnostic que nous devons au génie de l'immortel Laënnec, est basée sur les vibrations sonores qui se produisent par le passage de l'air ou des liquides dans les conduits respiratoires ou dans les vaisseaux de l'organisme.

L'auscultation, comme la percussion, peut être *immédiate* ou *médiate*, c'est-à-dire pratiquée directement par l'oreille ou par l'intermédiaire d'un stéthoscope.

Les uns préfèrent l'auscultation immédiate, prétendant que l'oreille perçoit les bruits dans une étendue plus grande, parce que les parties que touche l'oreille deviennent autant de corps bons conducteurs ; les autres que la médiation d'un corps éminemment conducteur renforce les vibrations sonores et donne plus de sûreté au diagnostic. Ces deux méthodes ont chacune leurs avantages et nous croyons qu'elles doivent être employées à tour de rôle, suivant les cas particuliers qui se présentent.

Le stéthoscope est le plessimètre de l'auscultation. C'est l'instrument médiateur que l'on place entre l'oreille et le corps que l'on veut ausculter. Le cylindre primitif de Laënnec a été abandonné et remplacé par le stéthoscope de M. Piorry, qui se compose d'un cylindre creux, en bois d'ébène, long de 15 centimètres, élargi à sa base et terminé en haut par une plaque d'ivoire circulaire sur laquelle on applique l'oreille ; ordinairement la plaque est du même bois que le tube et constitue un instrument homogène qui a plus de chance d'être bon conducteur. M. Piorry a eu l'idée de réunir en un seul instrument le stéthoscope et le plessimètre ; cette innovation ayant présenté peu d'avantages pratiques a été abandonnée même par son inventeur.

Nous n'avons pas l'intention de faire un cours d'auscultation après l'excellent livre classique de MM. Barth et Róger, qui nous a guidé dans ces explications ; Mais ce que nous croyons utile c'est d'exposer, aussi brièvement que possible, l'immense influence qu'a eue la physique dans les découvertes stéthoscopiques. Pour cela faire, nous essayerons de donner l'explication physique *qui nous a paru la plus vraie*, des principaux bruits normaux et anormaux que l'on entend par l'auscultation. Nous étudierons successivement les causes physiques des bruits stéthoscopiques des organes de la respiration, de la circulation, et de l'utérus à l'état de grossesse, laissant de côté, comme de peu d'importance, les signes physiques donnés par l'auscultation dans les autres parties de l'organisme.

POUMON.

Causes physiques des principaux bruits qu'on y perçoit.

Respiration normale. — La respiration normale se compose de deux temps, l'inspiration et l'expiration dont voici les causes physiques : Le premier temps, plus fort et plus long, est produit par la colonne d'air, qui rentrant dans le poumon et traversant les bronches, leurs ramifications et les cellules pulmonaires, fait vibrer les cartilages et les membranes de l'arbre aérien, tout en venant se briser sur les éperons que forment les innombrables divisions des bronches ; le deuxième temps, plus court et plus doux, est produit par le frottement de l'air qui sort du poumon, sans rencontrer les mêmes obstacles sur son passage.

Respiration rude. — Toutes les conditions physiques qui peuvent accroitre le frottement et les vibrations sonores rendent la respiration rude. Elle se produit quand la membrane muqueuse est rendue moins lisse par un état de sécheresse ou par des dépôts de mucosités à sa surface libre, ou bien quand le poumon a perdu sa souplesse et sa légèreté, soit par l'induration ou la compression de son parenchyme, soit enfin par des productions morbides disséminées dans son tissu.

Respiration bronchique ou souffle bronchique. — La condition physique principale de production du souffle bronchique est l'augmentation de densité du poumon par compression et affaissement de ses parties les plus souples et surtout par induration de son tissu avec conservation du calibre des bronches. Par suite de l'effacement et de l'oblitération des cellules qui en résultent, le murmure vésiculaïre se trouve aboli, le bruit des bronches est seul perçu. Sans doute aussi ce dernier bruit est renforcé par des parois plus fermes qui vibrent davantage, et il est mieux transmis à l'oreille par un tissu plus dense devenu meilleur conducteur du son. Une autre condition qui concourt souvent avec les précédentes à la production ou au renforcement du souffle, c'est la force et la vitesse plus grande de la respiration en rapport avec les différentes lésions du poumon.

Respiration caverneuse. — La respiration caverneuse a lieu quand il existe dans le poumon une cavité d'une certaine dimension communiquant avec les bronches ; elle est due au retentissement dans cette cavité du bruit que produit la colonne d'air inspiré et expiré à l'orifice de communication. — Le souffle est d'autant plus fort que le passage de l'air est plus rapide, que les cavités sont plus vastes, plus voisines des parois thoraciques, entourées d'un tissu plus dense et que leur communication avec les bronches est plus facile.

Respiration amphorique. — Si l'on pratique des inspirations et des expirations avec une certaine force à l'orifice d'une grande cruche vide, le bruit de la respiration retentit alors dans l'intérieur de ce vase avec un caractère métallique prononcé. De même, la respiration amphorique se lie à l'existence d'une cavité anomale formée par la plèvre ou creusée dans le poumon, cavité de grande dimension, qui contient une abondante quantité de fluide aériforme et communique avec les bronches. Le phénomène paraît dû aux vibrations que la colonne d'air inspiré et expiré imprime au fluide élastique contenu dans l'excavation morbide et au retentissement dans cette cavité du bruit qui se produit dans les bronches, surtout à l'ouverture fistuleuse. Le professeur Skoda pense que la communication de la cavité anomale avec les bronches n'est pas indispensable, et qu'il suffirait de l'interposition d'une lame de poumon peu épaisse, à travers laquelle les vibrations de l'air dans les tuyaux bronchiques pourraient se propager à l'air contenu dans la cavité anomale. Nous sommes complétement de son avis.

Râle sonore. — Ce râle est dû aux sécrétions de la muqueuse bronchique. Ces mucosités d'abord peu abondantes et visqueuses forment dans les tuyaux bronchiques des plis ou des cordes; elles font vibrer l'air au moment de l'inspiration et de l'expiration qui donnent lieu aux nuances multiples du râle sonore. Ces différences de timbre et de son paraissent d'ailleurs dépendre des différences de diamètre des canaux où le phénomène se produit.

Râle crépitant. — On admet généralement que le râle crépitant est produit par le passage de l'air à travers les liquides contenus dans les vésicules pulmonaires. Il semble que des matières liquides sont pénétrées par l'air inspiré et qu'il se forme alors des bulles qui éclatent avec bruit. La petitesse, le nombre et l'égalité de ces bulles paraissent démontrer qu'elles se produisent dans des cavités, petites, nombreuses, égales en volumes telles que sont les vésicules pulmonaires. Chez les vieillards, les bulles sont plus grosses par suite de l'agrandissement des vésicules par l'absorption du tissu inter-vésiculaire. Chez les enfants, au contraire, les bulles sont d'une extrême finesse.

Râle sous-crépitant. — Ce râle se produit lorsqu'il existe, dans les bronches, des liquides, tels que des mucosités, du sang, du pus, et que l'air, pendant l'inspiration et l'expiration, les traverse en formant des bulles. On produit le même phénomène lorsqu'on insuffle des poumons, après y avoir injecté des liquides en quantité suffisante, et en appliquant le stéthoscope on entend des ronchus humides, dont la grosseur varie selon le diamètre des ramifications bronchiques.

Râle caverneux. — Les conditions physiques de production du râle caverneux sont l'existence de plusieurs cavités accidentelles de moyenne grandeur, contenant à la fois du liquide et du gaz et communiquant avec les bronches. Le phénomène a lieu quand l'air inspiré et expiré traverse les liquides en formant des bulles qui éclatent avec bruit. Les différences de sonorité sont en rapport avec les dimensions des cavités.

Retentissement normal de la voix. — La résonnance de la voix n'est pas comme le murmure vésiculaire; formée dans le poumon, elle n'est que le retentissement des sons produits à la partie supérieure du tube aérifère, et les vibrations suivent les ramifications bronchiques pour arriver jusqu'à l'oreille. C'est un phénomène de transmission, et ce qui le prouve c'est la diminution de l'intensité du bruit à mesure que l'on s'éloigne du foyer de production.

Voix bronchique ou bronchophonie. — Celle-ci

est due d'une part à un diamètre plus large des bronches où elle se forme, et d'autre part à une densité plus grande du tissu pulmonaire environnant. On conçoit très-bien que le phénomène se produira si la voix retentit dans des conduits plus larges et si les vibrations sont renforcées par le passage de l'air dans des tuyaux à parois fermes, élastiques, se propageant à travers un tissu devenu meilleur conducteur du son.

Voix chevrotante ou Egophonie. — Laënnec attribuait l'égophonie à la vibration de la résonnance de la voix dans des rameaux bronchiques aplatis et à sa transmission à travers une couche mince et tremblotante de liquide; le fait de la compression du poumon par un épanchement pleural n'est point douteux, et l'on conçoit que les bronches pulmonaires dépourvues de cartilage soient aplaties par suite de cette compression, et se trouvent converties en quelque sorte en une multitude d'anches dans lesquelles la voix frémit en résonnant.

CŒUR.

Causes physiques des principaux bruits qu'on y perçoit.

Bruits normaux du cœur (1).—Nous ne rappelle-

(1) Voir les travaux de MM. Bouillaux et Beau.

rons pas ici les nombreuses théories qui ont été émises pour l'explication physique des bruits du cœur. Voici les conclusions auxquelles ont conduit le raisonnement et l'expérimentation, et que le *cardiographe* de MM. Chauveau et Marey, a mises hors de doute :

Le *premier bruit* est produit à la fois par la contraction musculaire des ventricules sous l'action du choc imprimé à la face inférieure des valvules sigmoïdes et à la base des colonnes sanguine pulmonaire et aortique, par le claquement des valvules auriculo-ventriculaires et par l'impulsion de la pointe du cœur contre le thorax. Le *second bruit* est dû surtout au claquement des valvules sigmoïdes et au choc en retour, sur leur face concave, des colonnes sanguines lancées dans l'aorte et l'artère pulmonaire.

Bruit de souffle. — Le bruit de souffle est généralement attribué à un excès dans le frottement du sang contre les parois des cavités que ce fluide parcourt, mais cet excès de frottement peut dépendre de circonstances nombreuses et diverses. En examinant le phénomène de la circulation, le jeu du cœur nous présente trois éléments que nous devons prendre en considération, savoir : l'*instrument* lui-même, le *fluide* qui le parcourt et la *force* qui met en action la machine. Que si l'un ou l'autre de ces éléments vient à se troubler, il en résultera un désordre qui pourra se traduire par un bruit de *souffle*. Ce bruit exigera donc pour se produire soit la réunion de plusieurs conditions pathologiques (lésion matérielle de l'organe, altération physique du liquide, trouble dans le jeu de la machine) ; soit une de ces trois conditions portée à un haut degré.

Parmi les lésions matérielles nous trouvons les *rétrécissements*, dans lesquels le bruit de souffle est produit par le frottement du liquide sanguin contre les bords de l'orifice rétréci.

Les *insuffisances*, dans lesquelles le mode de production du bruit anomal est le même, puisque une insuffisance n'est autre chose, à vrai dire, qu'un rétrécissement placé en sens inverse par rapport au courant du liquide.

Les *concrétions fibrineuses* au pourtour des orifices du cœur, qui brisent la colonne sanguine à son passage ou font obstacle au libre cours du sang à travers ces orifices.

La *compression* du cœur ou plutôt des gros vaisseaux par un épanchement copieux dans le péricarde, qui amène un excès de frottement contre les parois de ces vaisseaux, et par conséquent bruit de souffle.

Parmi les altérations du sang qui peuvent produire le bruit anomal dont nous parlons, nous citerons l'hydrémie et l'hypémie. Ce bruit serait dû, suivant M. Marey, à l'abaissement de la tension artérielle et à la vitesse plus grande avec laquelle s'accomplit la systole du ventricule.

Enfin un excès d'énergie du cœur pourra faire entendre un bruit de souffle en accélérant la circulation.

Les bruits de *rape*, de *lime*, de *scie*, etc., ne sont que des bruits de souffle plus ou moins modifiés dont nous n'entreprendrons pas ici de donner les causes physiques.

Bruits vasculaires. — Les différents bruits des artères s'expliquent aisément par un accroissement de vibrations, tant des parois artérielles que de la colonne sanguine, vibrations qui se révèlent dans un grand nombre de cas par un frémissement sensible au toucher. Des conditions qui les produisent, les unes sont inhérentes aux vaisseaux : c'est tout ce qui tend à augmenter le frottement brusque, avec impulsion latérale, correspondant à chaque mouvement de propulsion de la colonne liquide, tout ce qui tend à la rompre et à déterminer une collision de ses molécules. — Les autres dépendent de la force de projection du sang et de la rapidité de son cours dans les artères, force et rapidité qui accroissent les frottements et multiplient les vibrations jusqu'à produire des sons plus ou moins aigus.

Les conditions inhérentes aux vaisseaux qui produisent un excès de vibration sont les : aspérités de leur surface interne qui augmentent le frottement, déchirent la colonne sanguine et accroissent les collisions de ses molécules; les dilatations partielles du vaisseau, au niveau desquelles la colonne sanguine subissant une moindre pression, se brise et tourbillonne; les rétrécissements brusques à l'entrée desquels le sang éprouve une résistance qui cause un *remous* et au sortir desquels ce liquide, trouvant une partie relativement élargie, se précipite avec bruit; la compression du vaisseau par une tumeur qui détermine des effets analogues; le passage du sang d'une cavité vasculaire dans une autre à travers un orifice de communication sur les bords duquel la colonne liquide se brise et frémit. Nous ne donnerons pas les causes physiques des bruits de souffle dûs à l'altération du sang, car la plupart des explications proposées, jusqu'à ce jour, ne sont que des hypothèses plus ou moins ingénieuses.

AUSCULTATION APPLIQUÉE A LA GROSSESSE.

Souffle utérin. — Après avoir examiné très-attentivement toutes les théories qui ont été émises sur l'explication physique du souffle utérin, nous

nous arrêterons à celle de M. le professeur Depaul, qui veut que ce bruit se produise dans les parois utérines et qu'il soit dû au passage du sang des artères de l'utérus modérément dilatées dans les sinus proportionnellement beaucoup plus distendus, ou bien à une compression accidentelle opérée de dedans en dehors sur les vaisseaux utérins par les différentes saillies de l'œuf.

Bruits de cœur fœtal.— Ce bruit est évidemment occasionné par les bruits du cœur du fœtus; pour les percevoir, il faut qu'il y ait contact du fœtus avec la paroi utérine, et de l'utérus avec la paroi abdominale qui les transmet à l'oreille.

Le fœtus étant recourbé sur lui-même et infléchi en avant, la partie antérieure de son corps s'applique mal aux parois de la matrice et le cœur est nécessairement éloigné de l'oreille de l'observateur. La partie postérieure du tronc est au contraire dans un contact plus immédiat et les battements cardiaques sont ainsi plus facilement propagés; la densité du poumon qui n'a pas respiré, son épaisseur moindre et l'absence du murmure vésiculaire en favorisent la transmission. On conçoit aussi qu'une très-grande quantité des eaux de l'amnios soit une condition mauvaise de transmission des doubles battements.

LA DYNAMOSCOPIE.

C'est une méthode de diagnostic par l'acoustique dont M. le docteur Collongues est le vulgarisateur, sinon l'inventeur. (1) En appliquant l'oreille dans le creux de la main, on entend un bruissement particulier assez semblable à celui qui se perçoit quand on approche un coquillage du conduit auditif. Introduisez l'extrémité du doigt dans ce conduit, vous constatez le même phénomène avec son maximum d'intensité. A l'état de santé, il n'est pas le même qu'à l'état de maladie. M. Collongues croit que le phénomène prend sa source dans le système nerveux, car il a remarqué que, partout où il y a paralysie, le bruit n'existe pas. D'autres pensent que ce bourdonnement a pour cause les contractions musculaires. L'incertitude de son origine ne dispense pas de l'étudier dans ses nombreuses variations. A cet effet, M. Collongues a fait construire un petit appareil, le dynamoscope, qui n'est autre chose qu'un cylindre d'acier terminé par une tige de même métal. On place le doigt dans le cylindre et on introduit la tige conductrice dans l'oreille. Par ce moyen, les bruits les plus faibles

(1) Collongues, *Traité de dynamoscopie.*

sont nettement perçus. Pour apprécier le son produit par le bourdonnement, M. Collongues a imaginé un petit diapason dont les branches peuvent se raccourcir ou s'allonger au moyen d'un curseur mobile qui les serre. Sur l'une des branches sont tracés des points de repère correspondant aux notes de la gamme. Les sons divers que l'on perçoit dans l'observation dynamoscopique de l'homme sont compris entre les notes *ut*-2 et *ré*-1. Voici la manière d'opérer : on place le doigt dans le cylindre d'acier, la tige dans le conduit auditif; puis le diapason mis en vibration, on fait mouvoir le curseur jusqu'à ce que le son produit soit à l'unisson avec le bourdonnement. On peut avoir ainsi le nombre des vibrations correspondant à ce bourdonnement.

L'homme, la femme, le vieillard, l'enfant donnent, à l'état normal, le même nombre de vibrations. Le sexe ni l'âge n'ont d'influence sur le ton, mais seulement sur l'amplitude ; le son est plus faible chez la femme et l'enfant que chez l'homme. Dans l'état de santé, il y a équilibre des deux côtés du corps, mais le nombre normal d'oscillations peut varier entre de larges limites. Le temps, la saison ont leur influence sur le bruissement. On a été jusqu'à évaluer le son correspondant aux diverses maladies : dans la pleurésie, on trouverait 72 vibrations du côté malade et 53 vibrations du côté bien portant ; dans la phthisie, 60 vibrations d'un côté, 53 de l'autre, etc.

Peut-être, M. le docteur Collongues s'exagère-t-il la fécondité de cette méthode nouvelle d'auscultation. Nous croyons cependant que la dynamoscopie peut aider dans des cas douteux à la constatation des décès. Le diagnostic de la mort réelle est quelquefois si difficile qu'on ne saurait s'entourer de trop de précautions.

CHAPITRE II

MOUVEMENT

La partie de la physique relative à l'étude du mouvement, et dans cette partie, un appareil bien simple, le levier, a donné lieu, dans ces dernières années, à d'intéressantes applications ; nous voulons parler de la méthode d'enregistrement des phénomènes naturels par des courbes continues.

LES APPAREILS ENREGISTREURS EN BIOLOGIE.

Il y a déjà quelques années, M. le général Morin, voulant étudier la pesanteur, eut l'idée de faire tracer sur un cylindre en mouvement, par le corps lui-même muni d'un crayon, la marche de sa chute. De là une courbe dont l'étude permit de vérifier les lois de Galilée. Cette méthode a été appliquée par le même savant pour étudier les lois du frottement, par M. Lissajous pour mettre en vue les vibrations des corps sonores, et tout récemment par le P. Secchi pour enregistrer les phénomènes météorologiques. L'appareil de cet illustre physicien a eu le grand prix à l'Exposition universelle.

La méthode d'enregistrement s'applique à tous les mouvements; par conséquent, les mouvements biologiques, tout comme les mouvements purement physiques, peuvent être mis par elle en évidence.

Le premier appareil enregistreur, dont on s'est servi en biologie, est le *manomètre* de Ludwig, destiné à étudier la pression du sang dans les artères. C'est un manomètre à air libre; la petite branche est construite de façon à pouvoir s'introduire dans l'artère, et dans la grande branche se trouve un flotteur portant une tige à laquelle se trouve attaché un crayon qui se meut en face d'un cylindre en mouvement. Le sang presse sur le mercure du manomètre et le fait monter dans la grande branche; le flotteur, entraîné dans cette ascension, décrit sur le papier qui recouvre le cylindre une courbe correspondante aux variations de la pression du sang dans l'artère. On s'est servi de cet appareil pour étudier les modifications de la pression du sang sous telle ou telle influence interne ou externe bien déterminée.

Le Myographe. — Pour étudier les mouvements musculaires, Helmholtz a construit un appareil enregistreur, le myographe. Voici le principe sur lequel cet instrument est fondé : imaginez un levier, par exemple le fléau d'une balance. A l'un des bouts de ce fléau, et au-dessus de lui, attachez par une de ses extrémités le muscle que vous venez de disséquer, par l'autre à une pince fixe. De la sorte vous aurez, sur une même perpendiculaire, au-dessus et au-dessous du fléau, le muscle et l'un des plateaux de la balance, où l'on met des poids afin de tendre le muscle. L'équilibre une fois assuré, on comprend que, quand on excite le muscle par un courant électrique, il se raccourcit, entraîne le fléau auquel il est attaché, et si, à l'extrémité de ce fléau, il y a un crayon à portée d'un papier en mouvement, il y inscrira une ligne dont les courbures indiqueront les contractions et les relâchements du muscle en expérience.

Ce sont là les premiers et les principaux essais de la méthode d'enregistrement en biologie.

MM. Chauveau et Marey ont, par leurs travaux, donné à ces procédés enregistreurs un degré de précision qu'ils étaient loin d'avoir avant eux.

Pince myographique.— La pince myographique de M. Marey est destinée à enregistrer les mouvements qui se passent dans les muscles, en utilisant leur gonflement. Elle peut s'appliquer aux muscles de l'homme et servir ainsi dans un but de recherches diagnostiques.

La partie de cet instrument, qui reçoit le mouvement et le transmet, est un tambour T, com-

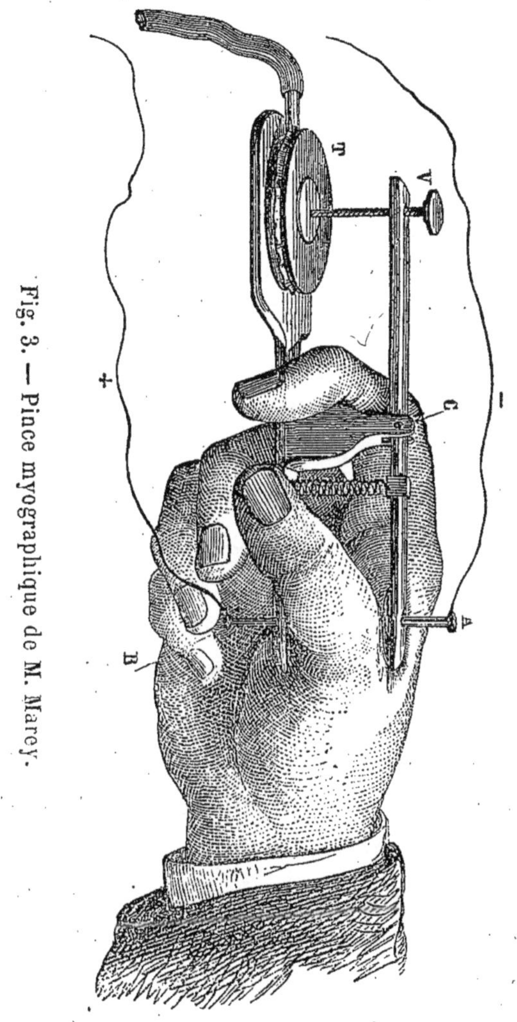

Fig. 3. — Pince myographique de M. Marey.

muniquant par un tube à air comme dans le cardiographe (voir plus loin), avec un levier enregistreur. Ce tambour est fixé à l'extrémité de l'une des branches d'une pince, dont l'autre branche mobile C, glisse à frottement sur une tige métallique de 0^{m},30 de longueur environ, et sur laquelle on peut la fixer en un point quelconque. En face de la paroi élastique du tambour se trouve un ressort en acier fixé par une de ses extrémités à la branche immobile de la pince, et traversé, à son extrémité libre, par une tige A, qui porte une plaque destinée à s'appuyer sur le muscle. Cette tige, d'une part, déprime le muscle par la pression du ressort, et, d'autre part, transmet le mouvement à la membrane. Cette pression du ressort peut être graduée à volonté par une disposition spéciale. La branche mobile de la pince est munie d'une plaque semblable à celle que je viens de décrire, et de même que celle-ci supportée par des pièces en ivoire servant à les isoler du reste de l'appareil.

On conçoit que si l'on vient à adapter, à ces plaques métalliques, les pôles d'une bobine d'induction B, l'appareil étant appliqué sur un muscle, les contractions excitées dans celui-ci se transmettront du muscle au tambour de la pince et de celui-ci à l'appareil enregisteur.

Le sphygmographe. — Lorsque l'on touche le pouls d'un malade, et que, pour faire cela, on exerce une pression sur l'artère, le doigt est repoussé par le sang qui réagit. De là des mouvements que vous percevez et qui servent au *diagnostic.* Au lieu du doigt, placez sur l'artère un levier coudé à angle droit, qui la presse par une de ses extrémités, l'autre extrémité montrera par ses ascensions les battements de l'artère, les amplifiera si elle est suffisamment longue, et les inscrira si elle est armée d'une plume se mouvant le long d'un papier qui se déroule.

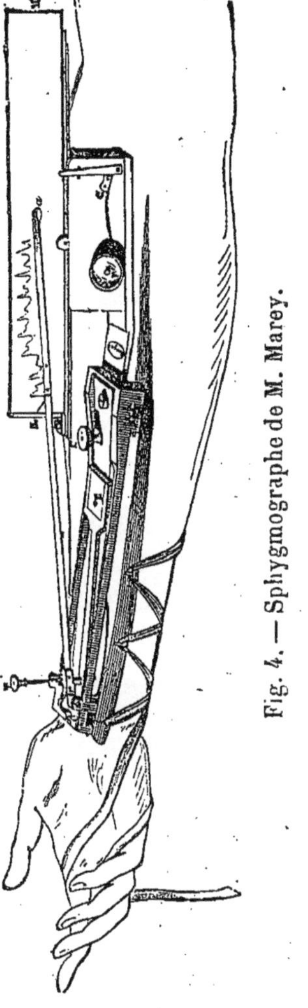

Fig. 4. — Sphygmographe de M. Marey.

Voici l'appareil, en expérience, fixé sur le poignet au moyen d'un cordon. Le levier trace la courbe du pouls pendant un large effort d'inspiration, la glotte étant fermée.

L'extrémité *a* du levier fait le tracé. Par son bec imbibé d'encre, elle frotte contre une plaque recouverte de papier M, qui se meut de L en M, au moyen d'un mouvement d'horlogerie C. (Marey, *Physiologie médicale de la circulation du sang*, fig. 23.)

Voici maintenant quelques courbes obtenues par le sphygmographe de M. Marey :

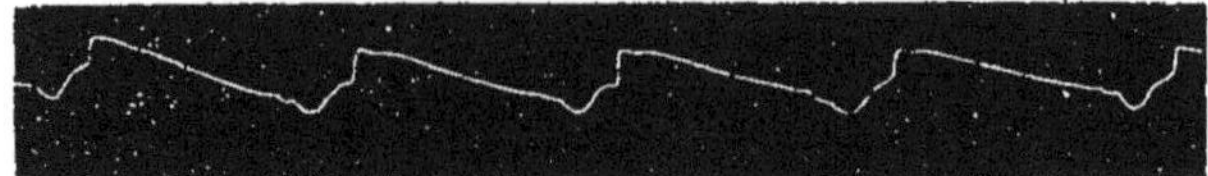

Fig. 5. — Insuffisance aortique sénile.

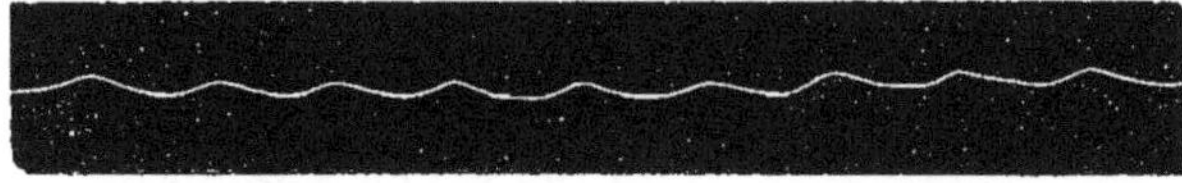

Fig. 6.—Pouls radial au-dessous d'un anévrysme (Marey, fig. 146).

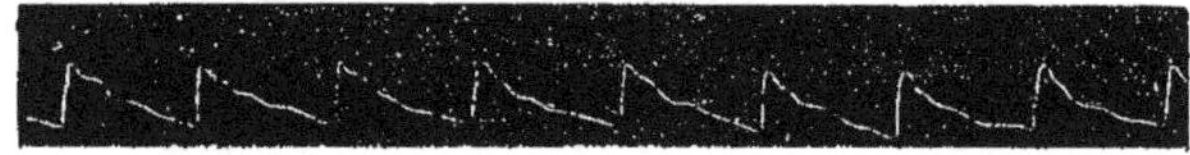

Fig. 7. — Pouls radial, même sujet (côté sain). (Marey, fig. 145.)

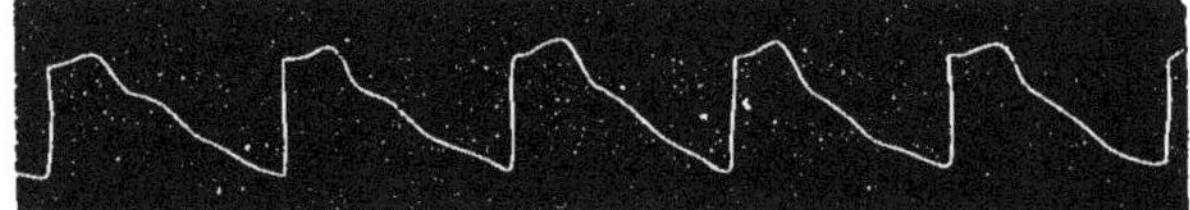

Fig. 8. — Rétrécissement aortique avec induration

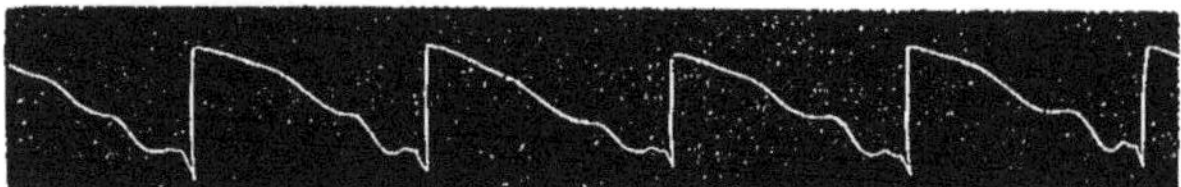

Fig. 9 — Insuffisance aortique.

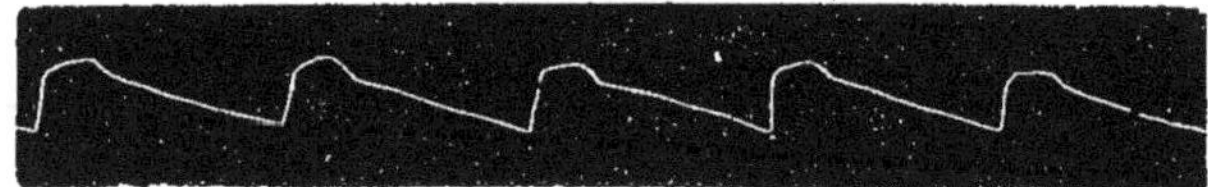

Fig. 10. —Altération sénile des artères. (Hommes, asile de Bicêtre.)

On voit tout de suite par ces exemples combien les courbes varient avec les diverses lésions de la circulation, et l'on comprend que l'étude de ces courbes puisse éclairer d'une vive lumière le diagnostic des maladies de l'appareil circulatoire.

Le cardiographe. — M. Marey ne s'est pas tenu à cette première étude de la circulation. Cet habile expérimentateur, et un autre savant non moins habile que lui, ont cherché à mettre en évidence les mouvements du cœur. Leur premier cardiographe nécessite une vivisection, et par conséquent ne peut être employé comme moyen de diagnostic. Cependant il est important de le décrire ici; de ce premier appareil, applicable aux animaux, nous passerons facilement à celui qui a été construit pour étudier les battements du cœur de l'homme.

Qu'on imagine un tube de caoutchouc terminé par deux petites ampoules de même substance. Si vous pressez une de ces deux ampoules, le mouvement se communique par l'air que contient le tube intermédiaire, et l'autre ampoule augmente de volume sous l'effet de cette pression. Tel est le principe du cardiographe. On comprend, en effet, que si on insère, par le moyen d'une vivissection, une des ampoules dans une des parties du cœur, par exemple dans l'oreillette, et si l'autre ampoule est mise en communication avec le levier d'un sphygmographe, les mouvements de l'oreillette se transmettront par l'air du tube de caoutchouc jusqu'à ce levier qui tracera la courbe des mouvements de l'oreillette.

MM. Chauveau et Marey ont, par ce procédé, mis en évidence, non-seulement les battements de l'oreillette, mais aussi ceux du ventricule, ainsi que le choc du cœur, et pour cela au lieu d'une ampoule et d'un levier, ils ont employé trois ampoules et trois leviers; c'est là leur cardiographe. Ils ont expérimenté sur le cheval : Deux ampoules étaient introduites par la veine jugulaire (qui fournit un large passage), l'une dans l'oreillette droite, l'autre dans le ventricule; quant à la troisième, enfoncée dans les parois de la poitrine, entre les intercostaires internes et externes, elle recevait le choc, le battement du cœur.

Voici la reproduction des trois courbes obtenues sur le cheval par MM. Chauveau et Marey :

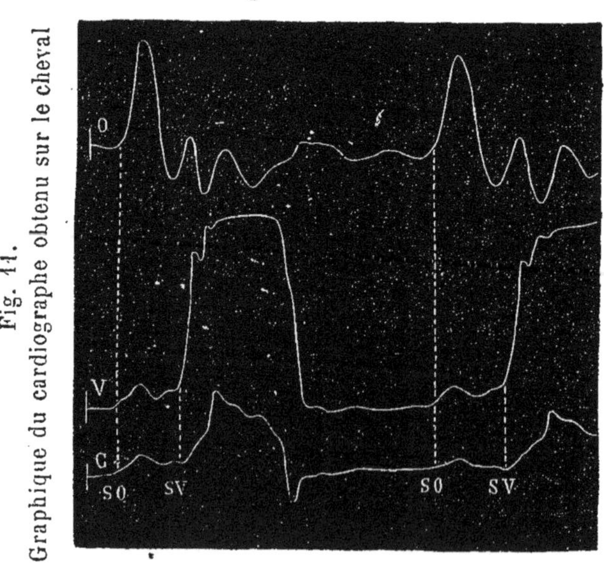

Fig. 11.
Graphique du cardiographe obtenu sur le cheval

Voici d'ailleurs le cardiographe de ces deux habiles physiologistes. On voit par terre les trois ampoules que l'on introduit par la vivi-

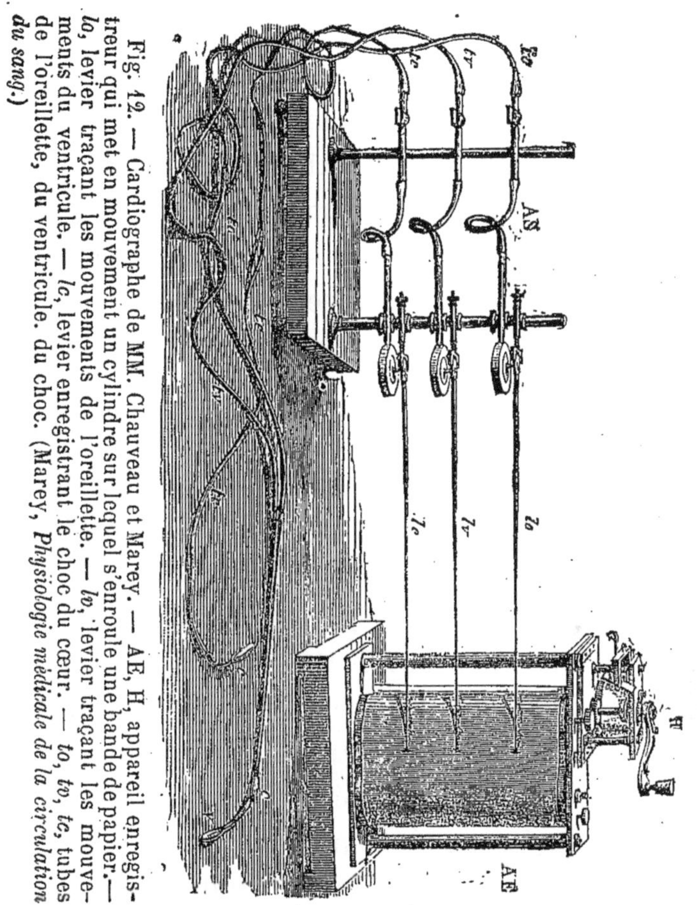

Fig. 12. — Cardiographe de MM. Chauveau et Marey. — AE, H, appareil enregistreur qui met en mouvement un cylindre sur lequel s'enroule une bande de papier. — *lo*, levier traçant les mouvements de l'oreillette. — *lv*, levier traçant les mouvements du ventricule. — *lc*, levier enregistrant le choc du cœur. — *to*, *tv*, *tc*, tubes de l'oreillette, du ventricule, du choc. (Marey, *Physiologie médicale de la circulation du sang*.)

section dans les différentes parties du cœur, les tubes de caoutchouc qui y font suite, et qui se terminent par les autres ampoules assujetties au support du milieu sur lesquelles les leviers enregistreurs reposent près de leur extrémité articulée. Ces dernières ampoules sont des petits tambours dont la face supérieure est une membrane de caoutchouc.

Ce cardiographe, nécessitant une vivisection, ne peut avoir d'emploi comme moyen de diagnostic. M. Marey a cherché s'il n'y avait pas moyen de transmettre à un levier enregistreur le battement que l'on sent lorsqu'on applique la main sur la poitrine au niveau du cœur. Il s'est d'abord servi d'un stéthoscope fermé (à la partie que l'on applique d'ordinaire sur le corps) par deux membranes parallèles, que l'on tend en injectant entre leur intervalle de l'air ou de l'eau. Cette sorte de lentille, ainsi artificiellement faite et portée par le stéthoscope, était mise par l'une de ses faces contre la région précordiale. Cette face participe ainsi aux battements du cœur qui sont transmis au levier par un tube de caoutchouc attaché à l'autre extrémité du stéthoscope, c'est-à-dire par le procédé ordinaire. Ce moyen de recueillir les mouvements ayant paru insuffisant, M. Marey a imaginé un autre *collecteur*. C'est une sorte de timballe A bien tendue que l'on applique par sa face de caoutchouc au point du corps où l'on sent à la main les battements du cœur.

Voici d'ailleurs le cardiographe applicable à l'homme, tel que l'emploie M. Marey.

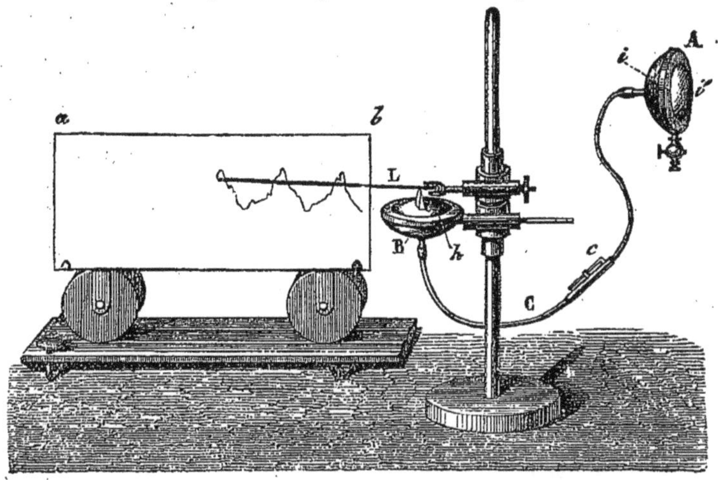

Fig. 13. — Cardiographe de M. Marey applicable à l'homme.

La courbe des battements du cœur de l'homme, telle qu'on la voit ici, est semblable à celle que

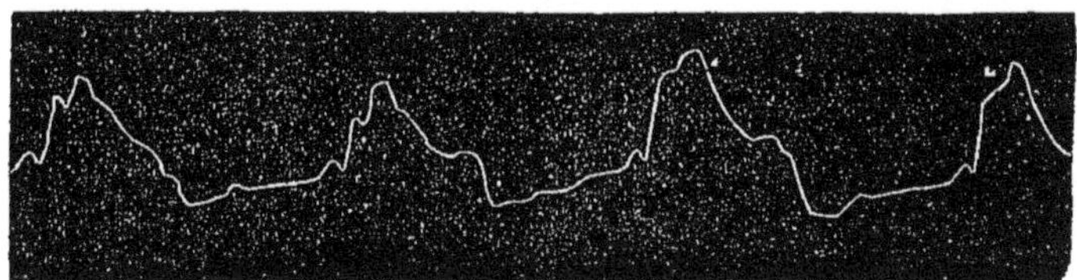

Fig. 14. — Graphique des battements de cœur de l'homme.

l'on obtient en expérimentant sur les grands mammifères. Il est inutile de dire que le collecteur varie de forme, suivant les organes que l'on veut explorer; car, tout organe riche en vaisseaux, par conséquent pulsatile, fournit un mouvement et, par conséquent, une courbe particulière.

Le *sphygmoscope*. — Cet appareil sert non plus à traduire les mouvements de la circulation, mais la pression du sang des différentes artères, pendant les différents temps de chaque révolution du cœur. C'est une ampoule de caoutchouc contenue dans un cylindre de verre, auquel fait suite, par une de ses bases, un petit tube que l'on introduit dans l'artère. Ce tube et l'ampoule sont remplis de sulfate de soude qui empêche la coagulation du sang artériel. Sous l'effort de la pression du sang, l'ampoule se gonfle ou se resserre, et les mouvements sont transmis à l'enregistreur à la manière ordinaire, par un tube de caoutchouc mis en communication avec l'autre bout du cylindre qui enveloppe l'ampoule.

On peut faire varier, selon le cas, la forme du sphygmoscope, mais le principe est toujours le même : faire varier le volume d'une ampoule, recueillir ses mouvements à l'aide d'un tube et du levier enregistreur.

Le professeur Fick se sert d'un sphygmoscope fondé sur un autre principe. On connaît le manomètre de M. Bourdon, fondé sur le changement qu'éprouve dans sa courbure un tube métallique creux, de forme circulaire, sous l'effort de la vapeur qui y pénètre. L'appareil Fick est presque en tout semblable ; au lieu de la vapeur, c'est le sang de l'artère qui arrive dans le tube circulaire, fixé par une de ses extrémités, tandis que l'autre, étant libre, cède à la pression du liquide sanguin et fait mouvoir un mécanisme qui trace la courbe des pressions sur le papier d'un cylindre en mouvement.

L'hémodromographe. — Ce n'est pas tout que d'avoir les courbes correspondantes aux mouvements de la circulation et à la pression du sang, dans les différentes artères; il est utile aussi de connaître la vitesse du sang dans les vaisseaux, non pas à la sortie, comme quand on fait une saignée, car il s'échappe, dans ce cas, librement par une large ouverture, mais dans l'intérieur même des vaisseaux où il éprouve des résistances de toute sorte.

Pour résoudre ce problème, Vierordt, imagina après avoir disséqué l'artère que l'on veut expérimenter, de mettre sur son trajet après l'avoir coupée, une petite caisse de verre renfermant un pendule se mouvant sur un cercle gradué. Un des bouts de l'artère est ajusté à un tube implanté dans l'une des faces de la caisse, l'autre est également adaptée à un tube fixé sur l'autre face opposée, si bien que le sang entre dans la caisse sous l'impulsion du cœur et en sort pour continuer son trajet à travers le corps. La déviation plus ou moins grande du pendule, que l'on peut observer à travers les vitres de la caisse, indique la vitesse du sang; elle est d'autant plus grande que le pendule est plus dévié.

Mais ce n'est pas là un appareil enregisteur. M. Chauveau, pour avoir la courbe des vitesses du sang, emploie un petit appareil aussi simple qu'il est sensible. Le tube qui est introduit dans l'artère est percé à sa surface d'une fenêtre fermée par une membrane de caoutchouc, dans laquelle est implanté le stylet enregistreur. Le sang en circulant vient battre contre ce stylet et l'agiter. De là des oscillations qui s'inscrivent et se traduisent par une courbe sur le papier qui se déroule.

On a associé l'hémodromographe avec le sphymoscope ; voici des courbes obtenues dans les deux appareils combinés :

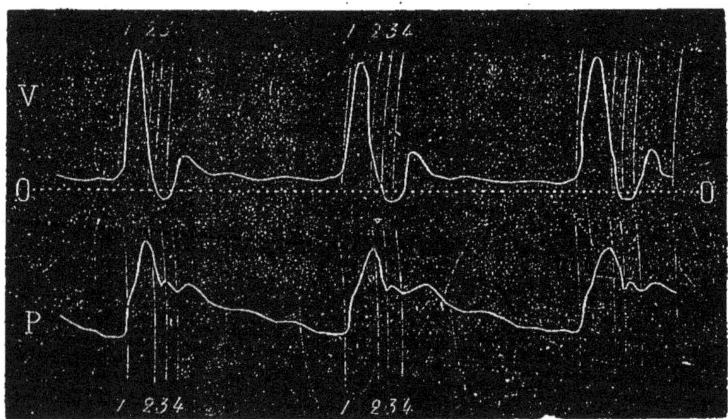

Fig. 15.—Graphiques des variations de la vitesse et de la pression du sang dans la carotide du cheval. (Lortet, *Recherches sur la vitesse du cours du sang dans les artères du cheval, au moyen d'un nouvel hémadromographe*. Paris, 1867, fig. 7.)

La ligne V représente la courbe de la vitesse du sang et la ligne P la courbe de la pression artérielle, c'est-à-dire le graphique du pouls. On voit que ces deux courbes sont loin d'être identiques, ce qui prouve que la vitesse et la pression du sang, bien que produites toutes deux par la même cause initiale, l'action du cœur, sont cependant bien distinctes l'une de l'autre. On peut s'en convaincre en comprimant l'artère au-dessous du point d'application de l'instrument. Le sang cesse de circuler dans le vaisseau et la courbe des vitesses tombe à zéro, pendant que la courbe des pressions, non-seulement continue, mais exagère l'amplitude de ces oscillations.

Si vous rompez les valvules sigmoïdes afin de produire une insuffisance aortique. vous voyez les deux courbes se modifier ainsi :

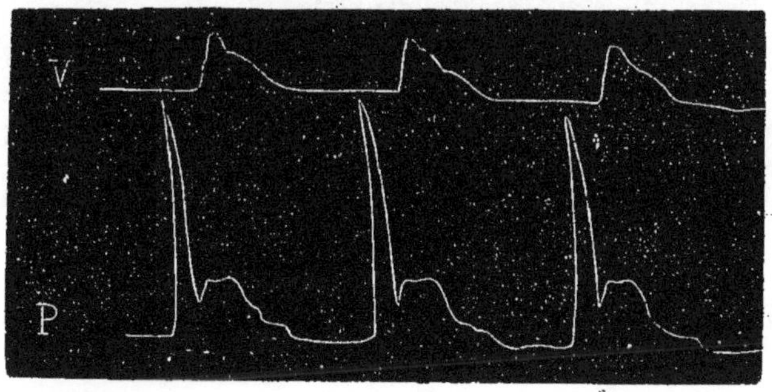

Fig. 16.
Graphique de la pression du sang dans la carotide d'un cheval sur lequel on a produit une insuffisance aortique. (Lortet, fig. 21.)

On voit encore ici, nous le répétons, de quelle

utilité sont ces appareils pour l'étude des maladies et de leur diagnostic.

Le pneumographe. — Le mot indique sa fonction : c'est une ceinture au milieu de laquelle se trouve un petit cylindre de caoutchouc, tendu dans son intérieur par un ressort à boudin. Ce cylindre est lié par la ceinture qui le porte autour de la poitrine ; les mouvements de la respiration tendent et détendent le cylindre et les raréfactions, les condensations de l'air qu'il renferme determinent des mouvements qui se transmettent par le tube ordinaire de caoutchouc, jusqu'à l'enregistreur. Voici le tracé normal des mouvements respiratoires chez l'homme :

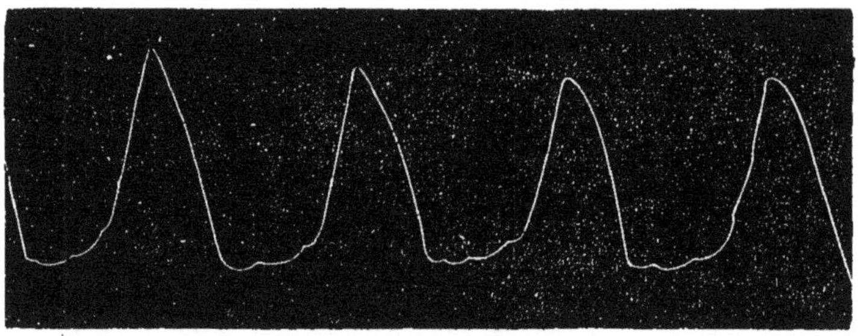

Fig. 17.
Tracé normal des mouvements respiratoires chez l'homme.

CHAPITRE III

PESANTEUR—HYDROSTATIQUE.

Le principe de transmission de pression dans les liquides ; les lois qui régissent l'équilibre des liquides ; celles auxquelles sont soumis les liquides, peuvent donner au médecin des signes très-précieux pour le diagnostic.

L'hydrostatique est la science qui a pour objet l'étude des conditions d'équilibre des liquides et celle des pressions qu'ils transmettent, soit dans leur masse, soit sur les parois des vases qui les contiennent.

Une pression exercée sur la surface plane d'un fluide quelconque se transmet en tous sens avec la même intensité sur toute surface égale à celle qui reçoit la pression. Sur ce principe est basé le phénomène de la *fluctuation*.

C'est un des grands moyens physiques de diagnostic que nous possédions. Il consiste en mouvement d'oscillation d'un liquide amassé dans une cavité splanchnique ou dans un foyer quelconque, mouvement que l'on rend sensible par un changement de position ou par une pression, un choc méthodique. Prenons l'ascite pour exemple, dans laquelle la fluctuation est un caractère important : si l'accumulation de liquide dans le péritoine est considérable on se placera à la droite du malade, et l'on appliquera la main gauche à plat et dans toute son étendue, sur le côté gauche de l'abdomen, tandis qu'avec la main droite, on frappera de petits coups ou des chiquenaudes sur le flanc droit ; on produira ainsi un *flot* plus ou moins marqué qui sera perçu par la main gauche. Pour que la percussion puisse ainsi transmettre le choc d'une main à l'autre, il faut que le liquide forme une colonne non interronpue entre les deux points; si l'intestin est interposé, s'il existe une cloison, le flot ne parvient plus. On évitera de prendre pour la fluctuation les mouvements de tremblement qu'on peut communiquer à la peau par la percussion ; on comparera alors la sensation perçue dans le point où l'on suppose l'existence d'un liquide avec celle que l'on trouve dans un endroit où il n'y en a certainement pas. Quand le liquide est en petite quantité , il faut faire coucher le malade sur le côté; le liquide s'accumule dans un seul point et on peut alors constater sa présence par la percussion périphérique. Cette exploration se pratique avec une seule main dont on applique le pouce et le médium à une distance plus ou moins grande, tandis qu'on percute légèrement avec l'indicateur ; s'il existe du liquide, les autres doigts éprouvent manifestement la sensation de flot.

La fluctuation est un signe à l'aide duquel on peut toujours reconnaître un abcès, très-facile à percevoir lorsque les abcès sont superficiels ; dans les abcès profonds, elle présente au contraire de grandes difficultés. Dans ce dernier cas il faut employer un procédé analogue à celui que nous avons indiqué, mais beaucoup plus minutieux. On applique une main sur un des côtés de la tumeur, tandis que de l'autre main appliquée sur l'autre côté on dirige le liquide vers la première ; les doigts éprouvent alors un soulèvement graduel dû à la pression du liquide sur la paroi interne du foyer ; il faut presser alternativement des deux côtés, et, lorsqu'on veut diagnostiquer un abcès situé dans l'épaisseur d'un membre, chercher, ainsi que le conseille M. Nélaton la fluctuation parallèlement à l'axe du membre, afin de ne pas être trompé par le déplacement des masses musculaires, et en même temps placer les deux mains à la plus grande distance possible, afin de déplacer une plus grande quantité de liquide et de reconnaître autant que possible l'étendue du foyer.

Lorsque l'accumulation de pus ou de liquide quelconque présente un trop petit volume pour qu'il soit possible de placer même un doigt sur un des côtés de la tumeur et un doigt sur l'autre, on exercera sur le sommet une légère pression, de manière à appliquer la partie supérieure du foyer sur la partie profonde : le doigt se trouvant repoussé par le liquide, qui tend à reprendre sa place, on éprouve une certaine sensation qui fait reconnaître la présence du liquide. Cette sensation a été appelée par Lisfranc : *choc en retour*. C'est un des moyens les plus employés pour diagnostiquer les abcès des cavités profondes, tels que les abcès du pharynx, du vagin, etc.

La fluctuation dans les hydarthroses est généralement facile à sentir; il suffit d'embrasser avec une main la moitié de l'articulation et de presser avec les doigts de l'autre main, afin de sentir le flot de liquide. Au genou où l'hydarthrose est très-fréquente, on procède de la manière suivante : Le membre est placé dans l'extension afin de relâcher le muscle droit antérieur et de rendre la rotule mobile; en plaçant les mains l'une au-dessus, l'autre au-dessous de la rotule, on accumule en arrière de cet os tout le liquide contenu dans la cavité articulaire ; on presse alors sur la rotule qui vient frapper sur les condyles du fémur.

Le principe de l'équilibre des liquides fournit un moyen de diagnostic que nous n'hésitons pas à placer au-dessus des autres, car on peut toujours l'employer dans les cas où il est impossible de percevoir la fluctuation. D'après ce principe, si on déplace le vase qui renferme un liquide, sa ligne de niveau change par rapport aux parois du vase qui le contient, mais reste toujours horizontale. Prenons la plèvre, par exemple : « Il suffit, dit M. Piorry, le plus souvent, de faire incliner le malade sur le côté après l'avoir fait asseoir pour que les transitions de ton à la partie déclive rendent évidente l'existence du liquide dans la plèvre. Il suffit dans beaucoup de cas, pour constater que de la sérosité se déplace dans la plèvre, de percuter en arrière un malade assis, de bien déterminer la hauteur de la ligne de niveau à laquelle la matité s'élève; alors, en faisant fortement pencher en avant la poitrine sur le bassin, on obtient un abaissement marqué dans la ligne de niveau, tandis qu'en faisant incliner le corps en arrière, cette ligne de niveau s'élève plus ou moins haut. » Mais où ce moyen a rendu d'immenses services, c'est dans les cas de rétrécissement de l'œsophage, où l'on peut par la percussion de l'œsophage en arrière, limiter, au moyen d'un liquide qu'on fait avaler au malade, l'endroit précis où se trouve la lésion organique qui occasionne le rétrécissement. L'observation que nous citerons à la fin de ce chapitre, recueillie par moi à l'Hôtel-Dieu, et reproduite dans le *Traité de plessimétrisme* fera voir quel parti on peut tirer de ce mode d'exploration.

De même, si un rétrécissement dans les gros intestins est situé assez haut pour ne pouvoir être exploré avec le doigt ou le cathéter, il est possible, à l'aide d'injections abondantes dans le rectum qui s'élèvent jusqu'au rétrécissement sans pouvoir le dépasser, de déterminer la hauteur de la lésion ; car au-dessous on trouvera la matité des liquides injectés, et au-dessus la sonorité des intestins remplis de gaz.

Dans les cas où des anses d'intestins sont engagés dans des hernies, on reconnaît par la nature des sons que donnent les organes remplis de gaz, qu'il s'agit du tube digestif. Si, par les injections dans le rectum, ces bruits sont modifiés, il est évident qu'il s'agit du gros intestin ; ces faits nous paraissent être de la plus haute importance.

Le principe des corps plongés dans les liquides explique le phénomène du ballottement et le procédé de docimacie pulmonaire.

Le *Ballottement* est un des meilleurs signes de l'existence de la grossesse. C'est une sensation d'un corps mobile flottant dans un liquide. Le corps mobile est le fœtus, et le liquide les eaux de l'amnios. On le compare à un morceau de glace qui flotte dans un verre rempli d'eau, que l'on enfonce et que l'on sent revenir sous le doigt. On perçoit le ballottement, la femme étant couchée ou debout. Ce dernier mode est préférable et voici comment on doit l'exécuter : on place l'index dans une direction verticale, la face palmaire tournée en avant et les trois autres doigts fléchis dans la paume de la main ; l'extrémité du doigt arrive aisément sur le corps de l'organe où il rencontre presque toujours une tumeur dure, globuleuse, arrondie, constituée par la tête du fœtus. On imprime à la phalange un petit mouvement ascensionnel, sans toutefois quitter la paroi sur laquelle le doigt est appliqué ; le fœtus mobile, libre, seule partie solide au milieu du liquide amniotique, vient frapper le point diamétralement opposé et retombe sur le doigt qui lui a imprimé un mouvement d'élévation.

Docimasie pulmonaire. — Nous ne terminerons pas ce chapitre sans parler du procédé journellement employé pour constater dans les cas d'infanticide, si les poumons ont été dilatés par l'air. Quoique très-ancien, ce moyen physique n'a été appliqué à la médecine légale qu'en 1682, par Schréger, et admirablement précisé par M. le professeur Tardieu.

Cette épreuve est fondée sur ce principe que le tissu pulmonaire est *vlus dense* que l'eau chez l'enfant qui n'a pas respiré et qu'il doit, par conséquent, se précipiter au fond de ce liquide ; l'air introduit dans les vésicules de ce tissu par l'acte respiratoire le rend au contraire *plus léger* que l'eau, et par conséquent le poumon doit rester à la surface de ce liquide, lorsque toutes ces parties ont été bien pénétrées d'air.

Pour procéder à l'épreuve docimacique, on enlève de la cavité de la poitrine les poumons, le cœur et le thymus réunis; on les place dans un vase contenant une assez grande quantité d'eau à la température ambiante. Lorsque les viscères thoraciques sont ainsi déposés à la surface de l'eau, on observe s'ils surnagent ou s'ils tombent promptement ou lentement, s'ils descendent au fond ou s'ils restent suspendus dans le liquide à une certaine hauteur. On sépare alors les poumons des autres organes et on les soumet à la même expérience, d'abord tous deux ensemble, puis chacun séparément. Ensuite on prend chaque lobe séparément ; enfin on coupe chaque lobe en morceau de la grosseur d'une noisette et l'on soumet chacun de ces morceaux à la même épreuve. D'après le principe que nous avons émis plus haut, on peut conclure si l'enfant a beaucoup ou pas du tout respiré.

Observation d'un rétrécissement de l'œsophage, recueillie par nous à l'Hôtel-Dieu.

« X..., âgé de 50 ans, entra à l'Hôtel-Dieu au mois de mars 1865. Son ventre était tout à fait déprimé, et le plessimétrisme ne donnait un son gazique qu'au niveau du cœur et de l'os iliaque. Partout ailleurs les sensations plessiques avaient les caractères malaxiques. Ces symptômes prouvaient qu'il y avait fort peu de gaz dans le tube digestif. Depuis longtemps le malade avalait à peine, et M. Piorry voulut savoir, par la médio-percussion, si quelque obstacle mécanique ne s'opposait pas, dans l'œsophage, à l'entrée des aliments. X... fut placé dans l'attitude assise; mais sa faiblesse était si grande, qu'une syncope (anencéphalémie) survint; sans aucun doute une mort prompte et peut-être instantanée en eût été le résultat, si le professeur n'eut fait tout à coup abaisser la tête, à l'effet de rendre du sang au cerveau. Aussitôt les sensations, l'intelligence et les mouvements volontaires se rétablirent; alors le plessimétrisme fut pratiqué par M. Piorry avec un soin extrême. Le rachis depuis le cou jusqu'à la dernière vertèbre dorsale donna les résultats de l'état normal; mais, sur le point qui correspondait à l'orifice cardio-gastrique, on constata une matité plus résistante que celle des parties voisines, et qui était située profondément au-dessous de la colonne dorsale.

La dimension de l'espace qu'elle occupait était de près de 4 centimètres de largeur sur une hauteur à peu près semblable. Cette matité était très-distincte de celle qui était propre au foie. Le professeur fit prendre alors au malade une verrée d'eau, et l'on en suivit parfaitement la progression; à mesure que le liquide descendait, une obscurité de son se manifestait de plus en plus inférieurement derrière les épines dorsales. En même temps que le conduit de la nourriture était traversé par le liquide, l'auscultation faisait entendre un bruit de glouglou évident qui se produisait lorsque l'eau et l'air ingurgités parcouraient l'étendue de l'œsophage.

« Le liquide s'accumula alors au-dessus de la partie où existait la matité dont il a été parlé, et là il donna lieu, dans une étendue assez considérable, à un son mat et à un tact hydrique des plus manifestes qui furent reconnus par les élèves de la Clinique; on parvint même à dessiner la forme de l'espace où cette matité avait lieu. Quelques moments après se déclara la régurgitation de l'eau et l'air avalés; alors les phénomènes plessimétriques devinrent ce qu'ils étaient avant les substances rejetées. A plusieurs reprises la même expérience fut réitérée et toujours avec le même résultat. Il ne paraît pas que la plus petite partie de liquide descendit dans l'estomac, car l'espace où se trouvait, à la suite de l'ingestion, la matité hydrique ne diminua pas d'étendue tant que le vomissement œsophagien n'eut pas lieu.

« M. Piorry eut alors recours, avec beaucoup de prudence, au cathétérisme, pratiqué au moyen d'une sonde en gomme élastique, qui franchit facilement l'œsophage; mais un obstacle insurmontable arrêta cette sonde à une profondeur correspondant à la distance à laquelle le point mat, dont il a été parlé, se trouvait de la bouche.

« Dès lors, la diagnose était vérifiée sous tous les points de vue. Il existait un rétrécissement cardiæsophagien; il était porté jusqu'à l'oblitération, et, à ce point, qu'il ne permettait pas l'abord de la moindre quantité de liquide et de gaz dans l'estomac. De là est résulté l'aplatissement du ventre et l'absence de son gazique dans l'angibrome. La tumeur oblitérante était très-probablement de nature squirrheuse. Le malade mourut les jours suivants. La nécroscopie fit reconnaître de la manière la plus évidente les états matériels annoncés pendant la vie du malade. La tumeur avait exactement sur le cadavre le siége, la dimension et la forme dessinés en arrière, alors que le malade vivait. »

CHAPITRE IV

LUMIÈRE

Cette partie de la physique a donné naissance à plusieurs appareils de diagnostic que nous aurons à décrire; ils sont fondés sur la production des images dans les miroirs et à travers les lentilles, excepté le saccharimètre qui relève de la polarisation de la lumière.

APPAREILS FONDÉS SUR LA RÉFLEXION ET SUR LA RÉFRACTION.

La réflexion des rayons lumineux est soumise à deux lois dues à Descartes : 1° le rayon incident et le rayon réfléchi sont dans un même plan normal à la surface réfléchissante; 2° l'angle d'incidence est égal à l'angle de réflexion.

Il résulte de ces lois que l'image d'un objet placé devant un miroir plan lui est symétrique, par rapport au plan du miroir; que, dans un miroir concave, l'objet avançant depuis l'infini jusqu'au foyer principal, son foyer conjugué marche inversement du foyer principal jusqu'à l'infini. Lorsque l'objet se trouve encore plus près du miroir, c'est-à-dire, entre lui et le foyer, l'image, de réelle qu'elle était, devient virtuelle et se fait derrière le miroir.

La réfraction des rayons lumineux, à travers les milieux réfringents, est soumise à deux lois également dues à Descartes : 1° le rayon incident et le rayon réfracté sont, dans un même plan normal à la surface réfringente; 2° les sinus des angles d'incidence et de réfraction sont, dans le même rapport, pour un même milieu réfringent.

Il résulte de ces lois que quand un objet est très-loin d'une lentille convergente, son image se fait presque au foyer et de l'autre côté de la lentille, par rapport à l'objet. Celui-ci se rapprochant, l'image grandit et s'éloigne, en sorte que quand l'objet est au foyer, son image se fait à l'infini (ce qui veut dire que les rayons, après avoir traversé la lentille, émergent parallèlement entre eux). Si l'objet est encore plus près de la lentille, c'est-à-dire entre elle et son foyer, l'image, de réelle qu'elle était, devient virtuelle et est plus grande que l'objet, c'est le cas de la loupe. Ce que nous venons de dire suffit pour l'intelligence des appareils dont il va être fait mention.

Loupe. — C'est une simple lentille convergente portée à l'extrémité d'un manche. Ce que nous avons dit plus haut explique pourquoi il faut regarder l'objet à travers la loupe, en plaçant cet objet entre la lentille et son foyer, car alors l'image est agrandie et se fait du même côté que l'objet. La loupe est d'un usage constant en médecine, surtout dans l'étude des maladies de la peau.

Microscope. — La théorie de la loupe une fois bien comprise, celle du microscope est facile à saisir. Il se compose essentiellement de deux lentilles : l'une, l'objectif, donne une première image réelle agrandie de l'objet qui, par conséquent, est placé à une distance un peu plus grande que la distance focale de l'objectif; l'autre, l'oculaire, est une loupe qui amplifie encore la première image déjà agrandie, et pour cela, elle est disposée de façon que cette image arrive entre la loupe et son foyer principal.

Il est inutile de dire que ces deux lentilles sont montées aux deux extrémités d'un tube dont on peut faire varier la longueur; que l'objet placé sur un petit plateau (le porte-objet) peut être vivement éclairé par un miroir tourné du côté d'une vive lumière. On peut voir plus loin du reste une figure qui représente le microscope dont on se sert le plus usuellement (fig. 18).

Les applications du microscope au diagnostic des lésions organiques sont très-nombreuses aujourd'hui et de la plus grande utilité. A l'aide du

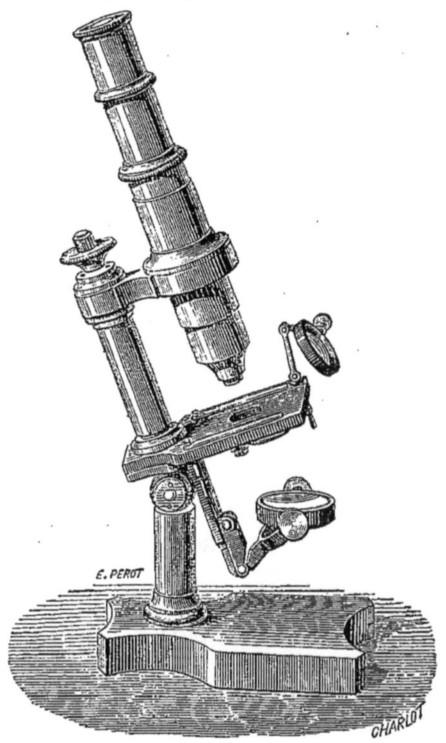

Fig. 18. — Microscope Chevallier.

microscope (fig. 18), on peut examiner :

1° Les liquides normaux, tels que le sang qui contient plus ou moins de *globules rouges* et de *globules blancs*, et souvent des *matières* accidentelles; le lait dans lequel on rencontre souvent du pus qui l'altère; le sperme caractérisé par la présence des spermatozoïdes qui existent quelquefois dans l'urine dans les cas de pertes séminales, et même, dans le liquide de l'hydrocèle, comme l'a montré M. Gosselin (en médecine légale, l'examen des taches spermatiques, à l'aide du microscope, est de la plus haute importance); L'URINE dans laquelle on trouve de *l'acide urique et des urates*, *de l'oxyde urique*, *de l'oxalate de chaux*, *de l'oxalurate de chaux*, *de la cystine*, *du phosphate de chaux*, *du phosphate acide de chaux*, *du phosphate ammoniaco-magnésien*, *du carbonate de chaux*, *du phosphate neutre de soude*, *du phosphate acide de soude*, *de l'acide silicique*, *du chlorure de sodium*, etc., (1) — et enfin parmi les corps organisés : *du sang*, *du pus*, *du mucus*, *des globules organiques*, *de l'épithélium*, *des exsudations rénales*, *des corps confervoïdes*, *des vibrions*.

2° LES LIQUIDES PATHOLOGIQUES : la sérosité inflammatoire, fibrineuse, point de départ des concrétions plastiques ou blastèmes; la transformation et la désorganisation du sang épanché dans un foyer d'inflammation; le pus; les sérosités d'hydropisie (ascite, hydrothorax, hydrocèle, vésicatoire); les liquides de kystes ovariques, accidentels, etc.

3° LES CORPS ÉTRANGERS : c'est à l'aide du microscope qu'on a déterminé la nature cryptogamique de certaines maladies, telles que le favus, l'herpès tonsurant, l'herpès circiné, le pithyriasis, le muguet, les trichines, etc.

(1) Voyez Lionel Beale, *De l'urine et des dépôts urinaires*, traduit de l'anglais par Auguste Ollivier et Georges Bergeron. Paris, 1865.

nous arrêterons là ; l'observation suivante fera voir de quelle immense utilité le microscope est pour le diagnostic.

OBSERVATION.

Le nommé Layat, carrier, âgé de 40 ans, est entré, le 18 juin, à la Charité, dans le service de M. le professeur Bouillaud. Le diagnostic porté par le maître et son chef de clinique, M. Cornil, fut celui-ci : *Tubercules aux deux sommets*, *albuminurie*. Quelques jours avant la mort de ce malade, c'est-à-dire trois mois après son entrée dans la salle Saint-Jean-de-Dieu, on pouvait observer les symptômes suivants :

La percussion donne un bruit de pot fêlé, et on constate, par l'auscultation, l'existence manifeste d'une caverne assez vaste au sommet du poumon gauche. L'œdème a disparu aux mains, à la face et aux jambes, et la peau est légèrement plissée ; l'albumine n'a pas cessé d'être constatée chaque fois qu'on l'a cherchée, dans les urines ; aucune douleur ne s'est manifestée dans la région rénale, durant le cours de cette longue maladie. La seule chose remarquable est que la sécrétion urinaire diminue sensiblement, d'après le dire même du malade.

Deux jours avant sa mort, Layat a été sondé ;

l'urine a été déposée dans un verre, et examinée avec beaucoup de soin, à l'aide du microscope, par M. Cornil : On a pu y constater la présence d'un nombre considérable de cylindres hyalins et de globules de pus, cylindres hyalins que l'on ne rencontre que dans les périodes avancées et presque ultimes des néphrites albumineuses persistantes, présentant une forme rectiligne ou recourbée, souvent isolés, quelquefois réunis et peletonnés ensemble. Chez notre sujet, ils étaient en nombre considérable, cylindriques, à bords ombrés, très-nets parfois, et interrompus dans leur largeur par une saillie en dedans de leur bord; quelques-uns étaient couverts de granulations graisseuses, sur quelques points de leur surface, les autres parfaitement lisses, et atteignant une longueur de près d'un millimètre; d'autres encore étaient entièrement granuleux, et prenaient une forme de poire allongée.

De nombreux globules de pus se voyaient entre les cylindres hyalins.

On sait que la matière qui forme ces cylindres est une matière homogène, proteïque, et non de la fibrine, puisqu'elle n'est pas dissoute par l'acide acétique; de plus, tous les cylindres se colorent très-fortement par l'addition de solutions iodées, sans toutefois être modifiés par l'iode.

Rien que par cet examen microscopique, il eut été facile, outre les tubercules, de diagnostiquer, chez notre malade, une néphrite albuminurique persistante.

Nécroscopie. — Rien au larynx.

Le poumon droit et le poumon gauche présentent une grande quantité de granulations tuberculeuses. Ce dernier offre une caverne à parois lisses, diagnostiquée pendant la vie.

Le cœur est assez volumineux et présente une épaisseur de 10 à 12 millimètres de la paroi du ventricule gauche.

Le foie est presque gros ; le centre est rouge, la périphérie grise. La solution d'iode ne détermine rien d'appréciable.

La rate, grosse, épaisse, pèse 250 grammes. Sur la surface de section, on voit dans un tissu dur en apparence et cependant friable, des grains ressemblants à des grains de sagout cuit, tout-à fait transparents; ils deviennent bruns par l'addition de la solution de teinture d'iode.

Les reins présentent un volume considérable ; leur poids est ensemble de 380 gr.; quant à leur surface, elle est bosselée, avec de grandes inégalités sous la capsule fibreuse qui les entoure; leur couleur est blanc jaunâtre, et on y voit des vaisseaux arborisés et des petits grains plus blancs, plus opaques que le tissu voisin ; la substance médullaire est pâle et le bassinet parfaitement normal.

Examen microscopique du rein. — Les parties jaunâtres et opaques, très-petites, non saillantes, qui existent dans la substance corticale, examinées sur une section du rein, à un faible grossissement, paraisssent comme des îlots noirâtres. Ce sont des tubes urinifères remplis de fines granulations graisseuses dans les cellules épithéliales. A un faible grossissement, les glomérules sont réfringents et transparents ; il en est de même de la plupart des vaisseaux : Ainsi sur une section transversale des pyramides à leur extrémité, on trouve, après l'addition de la teinture d'iode, une série de petits points qui se colorent ce sont les coupes des vaisseaux.

La coloration brune des vaisseaux et des glomérules se modifie par l'addition d'acide sulfurique : on obtient les couleurs verdâtre, bleu violet, violet et orangé.

Beaucoup de cylindres hyalins dans les tubes urinifères.

Examen microscopique de la rate. — Ce sont les corpuscules, plutôt que les vaisseaux, qui se colorent par la solution iodée; ils ne sont pas colorés ni changés par l'addition de l'acide sulfurique.

Examen microscopique du foie. — Le foie ne présente pas d'altération amyloïde. Les lobules sont petits ; leur partie centrale rouge est composée de cellules hépatiques remplies de pigment rouge. Le cellules hépatiques de la périphérie contiennent de fines granulations de graine. (Observation recueillie par M. Trapenard, externe du service.)

L'ophthalmoscope. — Il permet d'examiner à travers la pupille et le cristallin les milieux inté-

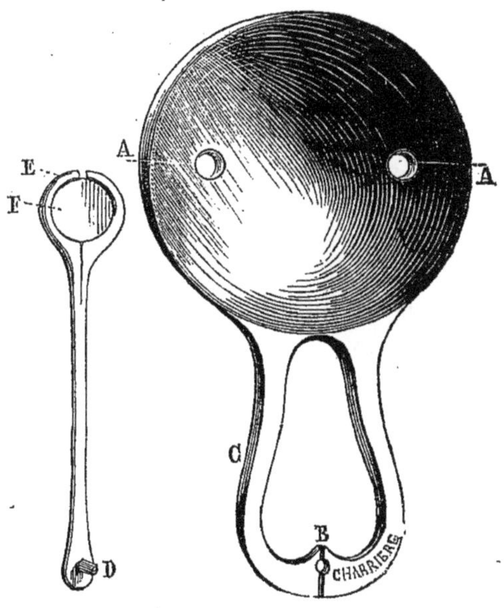

Fig. 19. — Ophthalmoscope ordinaire.

rieurs de l'œil, et de pénétrer jusqu'à la rétine. On a attribué l'honneur de sa découverte au docteur Von Erlach. Uu soir, causant avec un malade, il crut apercevoir assez nettement le fond de son œil. Probablement les rayons s'étaient réfléchis sur les lunettes du docteur et avaient pénétré, à travers la pupille et les milieux réfringents, jusque dans la chambre postérieure de l'œil du malade. Quoiqu'il en soit, c'est M. le professeur Helmholtz (1851) qui fit construire le premier ophthalmoscope. Celui dont on se sert volontiers est l'ophthalmoscope à la main. C'est tout simplement un petit miroir concave, percé en son

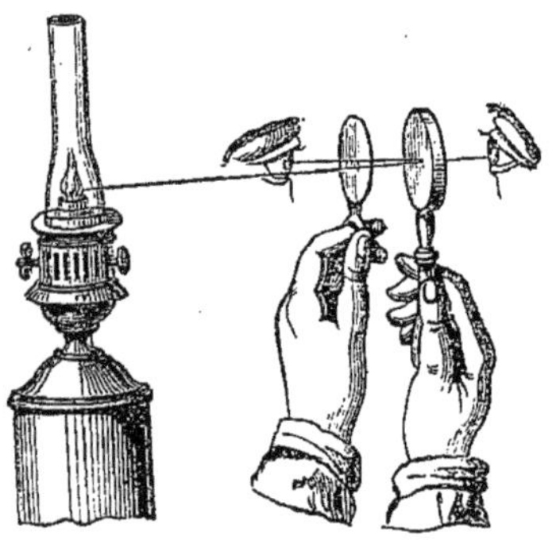

Fig. 20. — Marche des rayons dans l'Ophthalmoscope.

centre d'une ouverture (ou de deux) et une lentille convexe. D'une main vous prenez par son manche le miroir au moyen duquel vous dirigez, par réflexion sur l'œil du malade, les rayons d'une lampe placée derrière lui ; de l'autre vous approchez la lentille afin de concentrer les rayons sur la partie de l'organe que vous voulez de préférence observer. Votre œil placé derrière le miroir voit alors par la petite ouverture centrale qui y est pratiquée l'intérieur de l'œil. Cette expérience peut, à la rigueur, être faite pas tous : Dévissez l'objectif de votre lunette de spectacle, enlevez l'étain d'un petit miroir de toilette, de façon à mettre le verre à nu et à faire ainsi une ouverture centrale de quelques millimètres de diamètre, et vous avez une excellente lentille, un assez bon réflecteur, les deux pièces essentielles de l'ophthalmoscope.

Nous avons aujourd'hui des ophthalmoscopes de toute sorte : les uns très-compliqués, difficiles à manier et très-chers; les autres très-portatifs, mais dont l'usage présente des difficultés, à cause de la non fixité de la lentille objective, que l'on tient à la main devant l'œil à examiner. Tous encore ne peuvent être employés que dans une chambre noire, et cette condition est souvent difficile à réaliser, par exemple, dans les hôpitaux. Pour toutes ces raisons, l'ophthalmoscope de M. Galezowski nous paraît réaliser les meilleures conditions.

Il est composé de tubes rentrants comme une lorgnette ; l'une des extrémités est taillée obliquement, garnie d'un bourrelet élastique, et renferme une lentille biconvexe placée dans l'intérieur du tube à la distance définie d'avance; l'autre extrémité de ce tube présente une échancrure ovale, au bout de laquelle se trouve un miroir concave et mobile, et qui, au moyen d'un mouvement double, peut se tourner du côté de la lampe, concentrer la lumière et la projeter ensuite dans l'intérieur du tube sur la lentille qui s'y trouve fixée ; un verre convexe n° 12 est placé derrière le miroir pour rapprocher l'image et la faire voir plus distincte ; un observateur presbyte pourra ainsi voir, à l'aide de ce verre, beaucoup plus nettement, tandis que, pour un myope, l'image de la rétine apparaîtra non moins claire lorsqu'on réduira un peu la longueur du tube. Une petite tige articulée, terminée par une boule luisante argentée, a été ajoutée par MM. Robert et Collin ; elle est destinée à diriger l'œil du malade dans le sens voulu et lui donner une certaine fixité.

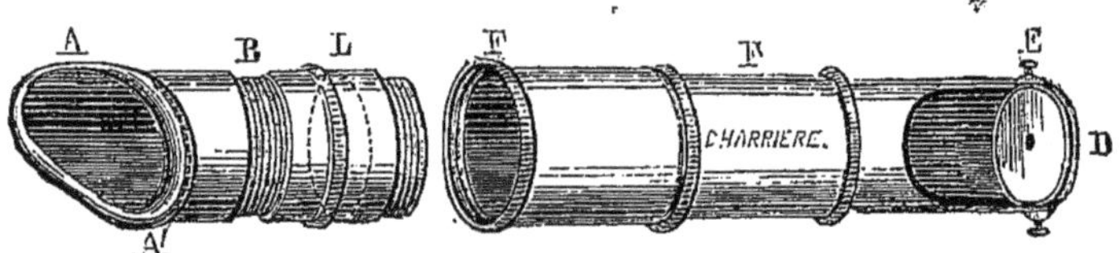

Fig. 21. — Ophthalmoscope du Dr Galezowski.

Enfin, M. le professeur Laugier fait porter la lumière par l'instrument lui-même, et, de la sorte, l'incidence des rayons lumineux sur le miroir est rendue invariable. Par tous ces perfectionnements, on est arrivé à rendre très-pratique un instrument dont l'utilité est incontestable pour le diagnostic des altérations de chacune des membranes et des divers milieux de l'œil.

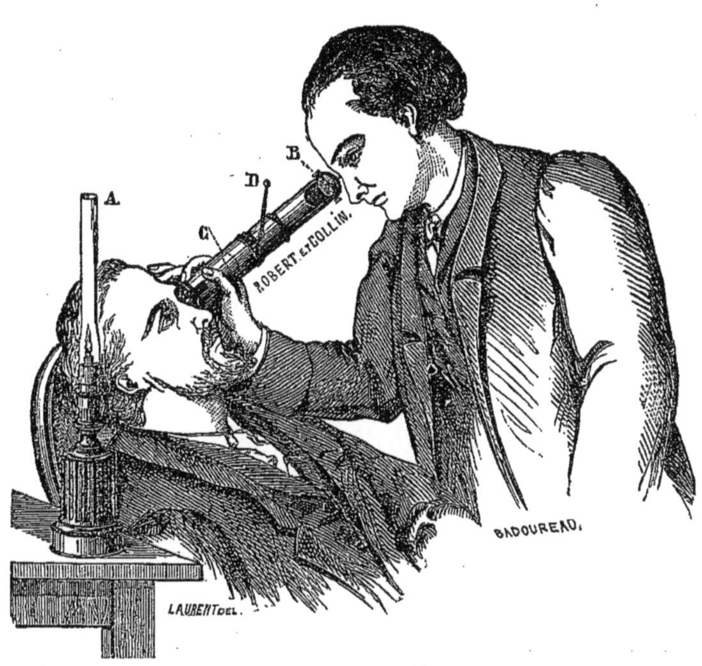

Fig. 22. — Mode d'application de l'ophthalmoscope de M. Galezowski. — C. Lentille bi-convexe placée dans l'intérieur du tube, à une distance définie d'avance. L'autre ouverture du tube porte une échancrure ovale, au bout de laquelle se trouve un miroir mobile et concave B, lequel, au moyen d'un mouvement double, peut être tourné du côté de la lampe A, concentrer la lumière et la projeter ensuite dans l'intérieur, sur la lentille qui s'y trouve fixée. Un verre convexe n° 12 est placé derrière le miroir, pour rendre l'image plus distincte.

Dans ces derniers temps, on a vu que l'ophthalmoscope acquiert d'autant plus d'importance qu'il tend à donner une précision plus grande dans la localisation de certaines lésions cérébrales par les altérations de la rétine. On s'est demandé quels rapports il pouvait exister entre la rétine et les affections cérébrales. S'il est permis de trouver exagérées les opinions de ceux qui croient que les méningites, les hystéries, les hydrocéphales, etc., peuvent être diagnostiqués avec l'ophthalmoscope mieux que par tout autre moyen ; d'autre part, nous ne doutons pas qu'en se servant raisonnablement de cet appareil, dans quelques cas particuliers, on puisse éclaircir certains doutes qui existent souvent dans le diagnostic des affections cérébrales, surtout lorsque ces dernières auront leur siége au voisinage du chiasma ou des centres optiques.

C'est dans les hôpitaux surtout, et au lit des malades, qu'il faut faire des recherches sur les altérations de la rétine et du nerf optique, et sur leurs rapports avec les affections cérébrales et générales de l'organisme. Mais ce but ne pouvait être atteint par aucun des ophthalmoscopes connus, parce que aucun d'eux ne permettait pas de voir le fond de l'œil en plein jour. M. Galezowski a rendu cet examen possible et même facile, par son appareil muni, ainsi que nous l'avons dit, d'une chambre noire, et s'adaptant directement à l'œil du malade qu'il est alors inutile de déplacer de son lit.

OBSERVATION

Alb... (Jeanne), 35 ans, piqueuse de bottines, est couchée au numéro 52, de la salle Sainte-Marthe, service de M. Bernutz à la Pitié.

Cette femme raconte que, dans les premiers jours de Mars, elle se mouilla et prit froid en lavant des bouteilles.

Deux jours après, un matin, à son lever elle vit ses pieds énormément enflés, à un tel point qu'elle n'essaya même pas de mettre ses chaussures ordinaires.

Cet œdème resta limité pendant plusieurs jours à son siège primitif, et ne dépassa pas le niveau des malléoles.

Sur la fin de mars, l'infiltration gagna la partie supérieure des membres inférieurs.

La malade est affaiblie; elle ne peut plus marcher; elle souffre beaucoup des reins.

Le 2 avril, elle entre dans le service de M. Bernutz; on constate alors la bouffissure de la face, une infiltration des deux membres inférieurs, de l'hydropéritonie. Les urines précipitent abondamment par l'acide nitrique.

Rien de particulier dans la vue, si ce n'est une acuité moindre. Quinze jours environ avant son entrée à l'hôpital, et tout à coup elle voit comme dans un brouillard la croisée en face de son lit. Elle ne distingue plus nettement ses voisines.

Même état jusqu'au 1er mai.

1er mai. Céphalalgie intense, accompagnée d'une diminution progressive de la vision, qui va bientôt jusqu'à la cécité. Membres très-œdématiés ; face bouffie, urines très-albumineuses.

A dix heures du matin, elle mange avec appétit ; mais bientôt elle rend son déjeuner.

A quatre heures du soir, elle est prise d'une attaque convulsive à forme éclamptique, avec secousses répétées. Pas de cris au début de l'attaque ; une écume sanguinolente sort de sa bouche après l'attaque ; coma.

A six heures, nouvelle attaque, suivie de coma.

A huit heures, survient une troisième attaque ; elle est tellement intense que, la malade ne respirant plus, la religieuse retire la pancarte et envoie chercher les garçons d'amphithéâtre. Cependant après quelques minutes une inspiration saccadée se manifeste..... la respiration se rétablit peu à peu, la malade est dans le coma.

Le 2 et le 3, le coma persiste.

Le 4, la malade recouvre connaissance ; la vue revient, mais elle est trouble, voilée.

Les jours suivants, une amélioration très-notable se manifeste; les troubles visuels diminuent graduellement.

Le 15 juin, à la visite, on constate l'état suivant :

Les yeux sont légèrement saillants; le champ visuel est normal. Elle distingue fort bien les couleurs. En lui présentant un livre, elle ne peut pas lire une ligne, sans que sa vue se trouble et que des larmes tombent à l'instant. Rien sur la cornée.

Le 20, même état, seulement la malade voit mieux; elle peut lire trois lignes d'une colonne de journal avant que sa vue se trouble.

Examinés à l'ophthalmoscope, les deux yeux présentent de graves altérations. La papille est entièrement infiltrée; ses contours complétement masqués se perdent peu à peu dans les tissus environnants.

On remarque des taches hémorrhagiques nombreuses à formes linéaires, surtout situées au côté interne de la papille. Les taches blanches sont irrégulièrement disséminées autour de la papille. Au côté interne de la papille elles sont petites, granulées, ressemblant à un semis blanchâtre qui entoure une large tache hémorrhagique.

L'œil gauche présente exactement les mêmes

altérations; seulement les taches blanches et hémorrhagiques ne sont pas aussi nombreuses.

C'est un cas-type de la deuxième période de la rétinite albuminurique.

Cette observation nous montre un fait sur lequel certains auteurs ont insisté : à savoir que l'amblyopie se produit souvent dans la maladie de Bright, à la suite d'une violente céphalalgie (Wagner); qu'elle survient, si elle n'existait pas encore, dans le cas de convulsions (Lécorché) et qu'enfin la cécité complète arrive la plupart du temps après les attaques (Lécorché).

A la troisième période les plaques blanches se sont agrandies et réunies ensemble, de telle sorte que le fond de l'œil ne présente plus que deux ou trois taches larges, diffuses, au milieu desquelles apparaissent les veines gorgées de sang et les artères pâles, masquées souvent, sur leur trajet, par une partie de ces taches blanches.

On a rarement l'occasion d'observer cette dernière période de la maladie. M. Liebreich l'a signalée et figurée dans son *Atlas d'ophthalmoscopie.*

Enfin à une période ultime de la maladie, le même auteur a vu l'état suivant : les taches blanches ont entièrement disparu; les extravasations sanguines se sont résorbées, et à leur place il ne reste que des suffusions d'un rose pâle; la papille elle-même se déterge, devient plus visible, signe avant-coureur de l'atrophie qui va se manifester.

Diagnostic. — La réunion des quatre signes ophthalmoscopiques déjà cités, savoir : l'infiltration de la papille, les taches hémorrhagiques linéaires, les taches jaunes, et enfin l'existence simultanée de l'affection dans les deux yeux, sont des signes certains de rétinite albuminurique.

M. Galezowski insiste tellement sur ce dernier signe, qu'il va jusqu'à dire que les apoplexies accompagnées de taches blanches n'indiquent pas une rétinite albuminurique, s'il n'y a qu'un seul œil de pris. J'admets entièrement cette manière de voir, d'après les faits qu'il m'a été donné d'observer dans le cours de mes études.

Toutes les fois que l'on croira qu'une lésion du fond de l'œil se rattache à l'albuminurie, il faudra examiner attentivement les deux yeux et ne porter son diagnostic que dans les cas de lésion double. On s'aidera en même temps de l'état général du sujet et de la présence de l'albumine dans l'urine, que l'on recherchera par l'acide nitrique et la chaleur.

Quant au diagnostic différentiel, on l'établira par les considérations suivantes :

A. Il peut arriver que les taches jaunes viennent à manquer dans la rétinite albuminurique, mais c'est là un fait très-rare, et à son défaut, on aura les taches rouges linéaires nombreuses, l'infiltration de la pupille, et enfin l'existence de lésions dans les deux yeux.

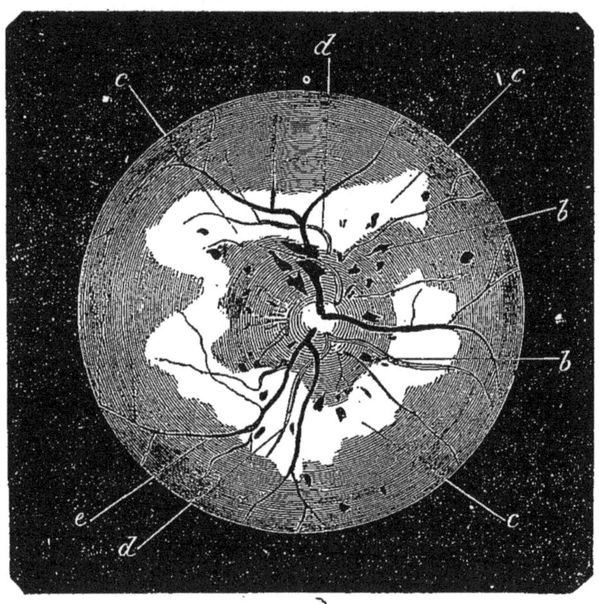

Fig. 23.

b — Taches hémorrhagiques.
c — Taches blanches, larges, provenant de la réunion de plusieurs petites taches.
d — Artères pâles.
e — Veines gorgées de sang.

B. Si les taches apoplectiques manquent, ce qui est également très-rare, on aura, pour s'éclairer, la marche ordinairement lente de la maladie, les taches blanches, l'œdème de la papille, l'albumine dans les urines, la présence de lésions dans les deux yeux.

C. Les apoplexies et les taches graisseuses se rencontrent dans des maladies autres que la rétinite albuminurique; ainsi on les voit quelquefois dans les affections du cœur et les blessures de l'œil.

Le diagnostic sera donné ici par les antécédents, par l'examen du cœur, et par cette considération qu'un seul œil est pris dans les cas ordinaires, du moins quand il s'agit de blessures, enfin par l'examen des urines.

D. Il y a un cas plus difficile, c'est celui où on rencontre dans les deux yeux une infiltration légère de la papille, une congestion vive des vaisseaux rétiniens, le tout coïncidant avec une marche lente de la maladie.

On pourrait croire alors très-facilement qu'il s'agit de la première période de la rétinite albuminurique.

Application de l'ophthalmoscope au diagnostic des tumeurs intra-oculaires. (Dr Galezowski.)

L'étude des tumeurs internes de l'œil a fait dans ces dernières années des progrès d'une haute importance. Grâce aux investigations ophthalmoscopiques, nous avons aujourd'hui la possibilité de les diagnostiquer dès leur naissance, de préciser leur siége et de définir exactement leur nature. Cette précision de diagnostic acquiert une importance capitale, surtout si on se rappelle les relations intimes qui existent entre le cerveau et la rétine, relations qui nous permettent souvent, d'après l'ordre et la nature de l'altération, d'augurer de l'affection cérébrale elle-même.

On remarque dans les membranes internes de l'œil trois sortes de tumeurs : les unes naissent dans la rétine et le nerf optique, les autres dans la choroïde, et les troisièmes sont celles qui, développées d'abord en dehors de la coque oculaire, la perforent ensuite pour envahir successivement la rétine et la choroïde. N'ayant pas à nous occuper actuellement des tumeurs de l'orbite, nous allons développer la pathogénie des néoplasmes qui apparaissent primitivement dans une des membranes profondes de l'œil.

Tumeurs de la rétine. — D'après M. Virchow, on rencontre le plus souvent dans la rétine deux sortes de tumeurs : les gliomes et les gliosarcômes. Le glioma est une néoplasie caractérisée par une hypertrophie du tissu cellulaire affectant la forme d'une tumeur et occupant primitivement les couches externes de la rétine. Le gliosarcôme, pour M. Virchow, ne diffère du glioma que par la grandeur et la forme des cellules. Ainsi dans le glioma, les cellules morbides et leurs noyaux ne doivent pas dépasser les dimensions des éléments normaux de la couche granuleuse de la rétine; tout au contraire, les cellules constituant le gliosarcôme sont plus volumineuses, fusiformes, leurs noyaux sont fortement développés et quelquefois multiples. L'une et l'autre de ces tumeurs peuvent se ramollir, se vasculariser, remplir rapidement la coque oculaire, la perforer et présenter extérieurement tous les signes d'un fongus de l'œil. Comme on le voit, il serait difficile d'établir une différence entre les formes du glioma et du gliosarcôme au point de vue clinique; c'est pourquoi nous ne pouvons pour le moment les ranger que dans une seule et même classe morbide. Dans la seconde classe, nous rangeons les encéphaloïdes de la rétine ou fongus hématode de Wardrop. Celles-ci sont, d'après Virchow, beaucoup plus rares, leur marche est plus insidieuse, et elle tendent à envahir et à détruire les parties voisines. L'encéphaloïde de la rétine ne s'étend pas seulement dans la membrane nerveuse où il a pris naissance, mais il gagne presque en même temps la choroïde et la sclérotique sous-jacentes, perfore cette dernière et se porte dans la cavité orbitaire quelquefois même bien avant qu'il ait rempli la coque oculaire. Il est ordinairement plus mou et plus sanieux que les autres tumeurs, il infecte par infiltration les membranes sous-jacentes et les détruit ensuite. C'est cette forme surtout de cancer qui agit profondément sur la nutrition non-seulement de l'organe atteint, mais de l'organisme tout entier et développe une altération constitutionnelle que nous appelons cachexie cancéreuse. Pour ces tumeurs il n'y a pas de ressource ; de l'œil elles se portent dans l'orbite, puis dans la cavité crânienne et tuent tôt ou tard l'individu. La récidive après l'opération est la règle.

Je me rappelle avoir assisté en 1864 à une opération d'extirpation d'un encéphaloïde de l'œil, pratiquée à la clinique de M. Nélaton par M. Houel son suppléant. L'œil n'était pas encore perforé en avant, il y avait une cataracte ; mais la tumeur de la rétine avait détruit la sclérotique et envahi une partie du tissu cellulaire de l'orbite. Après l'opération, l'œil se cicatrisa rapidement ; mais trois mois après, le malade revint de nouveau à la clinique de M. Nélaton, présentant une tumeur volumineuse de l'orbite accompagnée d'un engorgement des ganglions lymphatiques parotidiens. Le célèbre chirurgien de la Faculté avait diagnostiqué une tumeur encéphalique et prédit une issue funeste. Selon M. Nélaton, il n'était plus temps de faire aucune opération. Le malade mourut bientôt.

Sur le nombre considérable d'observations des tumeurs malignes du globe de l'œil que possède la science, et surtout celles de Hunter, Wardrop, Robin et Sichel, Lebert, plusieurs étaient évidemment des tumeurs encéphaloïdes.

Les tumeurs de la rétine se développent le plus souvent dans l'hémisphère postérieur de l'œil; les gliomes et les gliosarcômes peuvent pourtant naître à une certaine distance de la papille, même à la région équatoriale de l'œil, ainsi qu'il nous a été donné de l'observer cette année chez une malade du service de M. Vigla. Quant aux tumeurs encéphaloïdes, c'est le plus souvent du nerf optique que le mal prend naissance, comme le remarque M. Mackenzie.

Symptômes. — Dans la période du début de la maladie, la forme extérieure de l'œil n'est pas changée, et on peut facilement en examiner l'intérieur à l'ophthalmoscope. Les gliomes et les gliosarcômes se présentent sous forme de taches rougeâtres plus ou moins volumineuses, situées sur le trajet des branches principales des vaisseaux de la rétine. Ces taches sont arrondies et avec des contours bien circonscrits et bien tranchés, ce qui les distingue des taches rouges apoplectiques et ecchymotiques. Les vaisseaux, et surtout les branches de l'artère centrale de la rétine qui aboutissent à ces taches sont excessivement développés, flexueux et à parois épaissies. La papille est œdématiée ou simplement injectée. Lorsqu'il s'agit de tumeur encéphaloïde, on aperçoit dans le fond de l'œil un corps jaunâtre réfléchissant fortement la lumière, et qui pousse constamment en avant et entraîne, dès le début, un décollement de la rétine partiel ou total. Consécutivement à ces désordres, il se déclare une dilatation et immobilité de la pupille. Dans d'autres cas l'iris s'enflamme, la pupille se couvre d'exsudation, le cristallin s'opacifie et on ne peut plus rien distinguer dans le fond de l'œil. On aura donc tantôt les signes externes de l'iridochoroïdite, tantôt l'aspect extérieur du glaucôme. Le malade accuse des douleurs lancinantes de plus en plus fréquentes, l'œil devient rouge, la chambre antérieure diminue, il y a de l'hyphéma, l'œil augmente de volume et la perforation a lieu.

Diagnostic différentiel. — La première forme des néoplasmes (gliomes et gliosarcômes) peut être confondue à l'ophthalmoscope avec les taches apoplectiques ou les exsudations rétiniennes. Mais les apoplexies ont un autre aspect ; elles présentent ordinairement des contours irréguliers et qui s'effacent indistinctement sur le fond rouge de l'œil, tandis que celles-là ont des contours franchement accusés. Les exsudations rétiniennes n'ont ni la couleur rougeâtre que présentent ces tumeurs, ni les contours limités. Mais ce qui constitue un signe distinctif et pathognomonique des tumeurs rétiniennes, c'est le développement monstrueux des artères qui aboutissent à ces taches. Aucune autre maladie ne peut présenter ce phénomène.

Nous croyons utile de rapporter ici le résumé d'une observation recueillie dans le service de M. Vigla, à l'Hôtel-Dieu, en renvoyant nos lecteurs, pour les détails de cette observation des plus intéressantes, à la communication faite par M. Aimé, interne du service à la Société des médecins des hôpitaux.

Madame O..., âgée de vingt-huit ans, entra dans le service de M. Vigla, salle Sainte-Monique, n° 22, à l'Hôtel-Dieu, se plaignant de maux de tête très-violents de vomissements continuels. Elle est sourde surtout de l'oreille droite, présente une paralysie incomplète de la septième droite, accuse une sensibilité exagérée de la face gauche, et, en même temps, elle est complétement aveugle. L'œil gauche se perdit il y a trois ans. M. Duchenne, qui l'avait examinée à cette époque, déclare avoir vu au fond de l'œil des taches rouges sur la rétine. Actuellement il y a une cataracte adhérente. L'œil droit paraît être atteint depuis trois mois. La pupille est légèrement dilatée et immobile. L'examen ophthalmoscopique que nous avons fait en présence de M. Vigla et de M. le professeur Dolbeau, de l'interne et des externes de service, nous a permis de constater l'état de l'œil suivant : la papille était légèrement infiltrée et ses contours troubles; le nombre des vaisseaux de la papille n'était pas augmenté, mais deux branches principales de l'artère centrale se rendant en bas et une branche supérieure étaient excessivement développées; à mon ophthalmoscope, elles apparaissaient de la grosseur d'une plume de pigeon. Ces trois branches étaient excessivement sinueuses et aboutissaient à des taches rouge mat, dont une avait les dimensions d'un gros pois, et les deux autres le volume double de la papille.

Ces taches avaient des contours franchement circonscrits et différaient complétement des taches apoplectiques. Elles n'avaient pas davantage le caractère d'exsudations; ni la couleur, ni la forme n'y ressemblaient; au contraire, le développement considérable des vaisseaux aboutissant à ces taches faisait supposer qu'il y avait une affection plus chronique de la nature d'une tumeur siégeant dans la rétine, d'autant plus qu'il y avait une légère saillie apparente à la surface. La papille n'était pas atrophiée, et son infiltration n'était, non plus que vers les derniers jours, sensiblement prononcée.

Prenant en considération les signes de la tumeur cérébrale, que nous avons rapportés d'après les signes de l'affection de la septième et huitième paire aux pédoncules cérébelleux ; comparant les faits observés par M. Duchenne, dans l'œil gauche, à l'origine de l'affection, nous avons cru rapporter la nature de l'affection à la même cause constitutionnelle qui a produit, indépendamment, des altérations d'abord dans la rétine gauche, puis dans le cervelet, puis dans la rétine droite.

Il n'y a pas là de propagation progressive de l'altération de la tumeur cérébrale, puisque, comme je viens de le dire, le nerf optique n'était point atrophié, et il n'y avait pas non plus de névrite bien accusée, si ce n'est vers les derniers jours. Il m'a semblé que la perte complète de la vue n'était pas due à l'affection rétinienne, puisque dans ce cas on aurait encore au moins une partie de la lumière conservée ; mais l'amaurose était due à l'altération des tubercules quadrijumaux que nous avons très-bien constatée avec M. Hemey: L'observation m'a démontré, en effet que, dans les altérations des tubercules optiques, la vue peut être abolie sans qu'il y ait de désordres appréciables à l'ophthalmoscope dans les papilles.

Dans la période plus avancée de la maladie, les tumeurs de la rétine pourraient être confondues avec un décollement étendu de la rétine, et la collection purulente dans le corps vitré. Rien n'est plus facile que d'établir le diagnostic entre ces différentes altérations. Un décollement de la rétine se déclare ordinairement d'une manière très-brusque et, à moins qu'il ne soit complet, il y a toujours possibilité de retrouver les autres signes de cette altération. La partie flottante de la rétine présente une teinte opaline et elle est à demi translucide; la tumeur au contraire ne peut être éclairée d'aucune façon. Les douleurs lancinantes, la dureté de l'œil, et ce reflet caractéristique du fond de l'œil visible à l'œil nu, signe sur lequel insiste avec tant de justesse M. Nélaton, sont propres aux encéphaloïdes de la rétine.

Une collection de pus entre la rétine et la membrane hyaloïde par suite de l'ophthalmie interne, a été confondue avec l'encéphaloïde; mais comme le dit M. Desmarres père, il y a dans ces derniers cas une atrophie de l'œil, ce qui n'existe pas dans les tumeurs malignes.

Tumeurs de la choroïde. - Les tumeurs de la membrane vasculaire de l'œil diffèrent sensiblement de celles de la rétine. Ici on ne trouve point de simples gliomes ni d'encéphaloïdes primitivement développés, mais c'est surtout des tumeurs fibro-sarcomateuses et des cancers mélaniques ou mélanose de Laënnec. Les deux formes de tumeurs ont pour leur point de départ la région ciliaire, comme il nous a été possible de le constater avee l'ophthalmoscope. La science possède aujourd'hui quelques cas très-intéressants de tumeurs fibro-sarcomateuses du cercle ciliaire. L'une d'elles a été décrite par M. Dor, dans les *Archives für Ophthalm*, de M. Graefe, t. IV, al. 2, p. 244. La tumeur était compliquée dès le début d'un décollement de la rétine, d'une opacification du cristallin, ce qui n'a pas permis de donner des signes ophthalmoscopiques positifs. Mais une fois l'œil énuclé, on a pu constater l'existence d'une tumeur fibro-sarcomateuse. Un autre cas du même genre fut rapporté par M. Graefe lui-même. Nous avons décrit un cas très-remarquable de tumeur fibro-plastique ou myéloplaste située dans la région ciliaire, qui avait envahi successivement tout le fond de l'œil, rendu le cristallin opaque et amené tous les signes de la compression interne quasi-glaucomateuse. Des cas analogues se trouvent rapportés par Hulke, Jacobs et Klebs. Ces faits et quelques autres observés récemment dans notre clientèle particulière, nous permettent de donner quelques indications pratiques relatives à leur mode d'évolution.

Signes ophthalmoscopiques. — C'est ordinairement dans la région ciliaire qu'apparaît la tumeur ; elle forme une saillie globulaire derrière le cristallin. D'abord elle est peu prononcée et se trouve complétement derrière l'iris, mais bientôt elle approche du centre du cristallin et intercepte l'entrée des rayons lumineux. Il y a alors abolition de la vision centrale, ainsi que la disparition du champ visuel du côté opposé à celui où se trouve la tumeur. A l'éclairage oblique, on constate la présence d'un corps jaunâtre derrière le cristallin ; à sa surface, on aperçoit aussi des vaisseaux. L'éclairage direct avec le miroir fait voir le même corps tout à fait opaque et qui est délimité par une ligne circulaire bien franchement accusée. Le reste du fond de l'œil peut être quelquefois clair et net, mais le plus souvent il y a un décollement de la rétine. Bientôt cette tumeur remplit le fond de l'œil, repousse le cristallin et l'iris en avant, comprime les nerfs ciliaires et amène tous les signes du glaucome. Souvent dans cette période il survient une injection très-prononcée de la sclérotique dans le point correspondant au point d'implantation de la tumeur, et il y a dans ce cas une adhérence de ce néoplasme avec la sclérotique, ou bien une dégénérescence commençante de cette dernière membrane.

Le *cancer mélanique* prend naissance aussi dans la région ciliaire, mais il apparaît très-souvent simultanément sur plusieurs points de la choroïde, ce qui rend sa marche plus insidieuse. Ces tumeurs ont une tendance à s'étendre en largeur et à ronger, pour ainsi dire, de proche en proche la choroïde ; elles perforent la sclérotique et envahissent ensuite le tissu conjonctif.

La substance de ce cancer est remplie de cellules de pigment brun souvent hypertrophié, et qui s'interpose entre les cellules propres du stroma. La nature de ces tumeurs ne diffère en rien d'autres formes de tumeurs; elles sont, croyons-nous, tout aussi malignes que les autres. Et il nous semble difficile d'admettre avec MM. Sichel et Lebert, que la mélanose simple n'est pas cancéreuse par elle-même, et qu'elle ne devient une tumeur maligne que lorsqu'elle est compliquée d'une tumeur cancéreuse. Cette affection est tout aussi maligne que les autres tumeurs cancéreuses, et les récidives sont, d'après MM. Stœber et Holmes Coote, presque la règle.

Il est vrai que cette affection paraît être très-fréquemment bénigne chez les chevaux; mais nous pensons avec M. Demarquay que, même en supposant son existence, la mélanose oculaire non cancéreuse doit être rare chez l'homme. C'est pourquoi le pronostic doit être fait en rapport avec la gravité de l'affection elle-même. Enlever le plus tôt possible l'œil atteint de la tumeur, tel est le devoir du chirurgien et la seule conduite à tenir en face d'une affection aussi dangereuse que la tumeur interne de l'œil, de quelque nature qu'elle soit.

Laryngoscope. — C'est un appareil fondé sur la combinaison de deux miroirs. Le plus grand de ces deux miroirs est disposé de façon à envoyer dans la bouche ouverte du sujet en expérience, un faisceau de rayons; l'autre plus petit, porté à l'extrémité d'une tige, est introduit au fond de la bouche et renvoie l'image du larynx à l'œil de l'observateur.

La marche des rayons lumineux de l'un à l'autre miroir est facile à comprendre. Partis de la source de lumière et renvoyés une première fois par le grand miroir réflecteur, ils viennent se réfléchir une seconde fois sur le petit miroir qui les dirige sur le larynx.

Un troisième miroir est nécessaire si on veut faire sur soi-même, sans le secours d'un médecin, l'examen laryngoscopique. Les deux miroirs étant disposés ainsi qu'il vient d'être dit, c'est-à-dire l'un envoyant les rayons lumineux dans la bouche et l'autre introduit d'une main au fond de l'arrière-gorge, on prend de l'autre main un bon miroir de toilette dans lequel on cherche à voir l'image du larynx que donne le petit miroir. C'est ainsi qu'avec un peu d'habileté on peut pratiquer l'examen auto-laryngoscopique.

M. Cagniard de Latour s'est introduit dans le fond de l'arrière-gorge un petit miroir, espérant qu'à l'aide des rayons solaires et d'un second miroir il pourrait apercevoir l'épiglotte et même la glotte... » Ceci s'écrivait en 1825. Le principe de l'appareil était dès lors trouvé. Garcia (1855), plus habile ou plus patient que Cagniard de Latour, obtint avec un appareil identique des résultats qui avaient échappé à l'illustre physicien et put essayer, sur des expériences vraiment scientifiques, d'établir la physiologie de la voix.

Citons les travaux de Czermak, de Turck, de Gerhardt, de Gibb, de Mandl, de Fournié, de Moura et de Krishaber.

Dans ces dernières années, sous prétexte de perfectionner le laryncoscope on l'a compliqué inutilement. Les praticiens qui se servent le plus habilement de ce précieux appareil emploient les deux miroirs séparément. Voici comment par exemple procède le Dr Édouard Fournié ; c'est le laryngoscope réduit pour ainsi dire à sa plus simple expression.

Le miroir réflecteur qui envoie dans la bouche du sujet les rayons d'une lampe placée de côté derrière lui, est mis à l'aide de la ceinture auquel il est attaché sur le front de l'observateur. De la sorte le médecin dirige à sa volonté les rayons lumineux sans le secours de ses mains. Quant au petit miroir guttural, il est articulé à une petite tige de telle manière que le praticien puisse modifier l'angle qu'il fait avec cette même tige selon la disposition que présente l'arrière gorge de l'individu. Avant de l'introduire dans la bouche, on le présente à la cheminée de la lampe afin que la respiration du sujet ne le ternisse pas. — Ni supports pour la tête, ni lentilles intermédiaires, rien que les deux miroirs et c'est là tout.

Il est inutile de dire que la connaissance anatomique des lieux est de première utilité pour l'observateur. Pour voir l'image des parties supéro-antérieures du larynx, le miroir guttural doit être placé très-profondément et bas, son plan étant à peu près parallèle à celui de la paroi pharyngienne. Si, au contraire, on cherche à voir l'image des parties postéro-inférieures, le miroir doit être tenu haut en soulevant la luette et le voile du palais, son plan étant à peu près perpendiculaire à celui du pharynx. En dirigeant le miroir entre ces deux positions extrêmes, il est facile de voir successivement toutes les parties de la cavité laryngienne.

Le procédé opératoire doit être complété par quelques petits conseils pratiques. Pour habituer l'arrière-gorge au contact du miroir et émousser, pour ainsi dire, la sensibilité qui se révolte instinctivement, on fait quelques fausses introductions du miroir. Si la langue, maintenue bien au dehors par le sujet lui-même avec son mouchoir, fait le gros dos, on fait pratiquer au malade des inspirations profondes et on lui commande de respirer uniquement par la bouche. Enfin, lorsque par une conformation particulière de l'os hyoïde, par exemple, on ne peut voir que l'épiglotte et les cartilages arythénoïdes et pas du tout les cordes vocales, on fait rire ou tousser le malade ; le mouvement de propulsion en haut que provoquent ces actes, permettra toujours à un œil exercé d'explorer minutieusement l'organe de la voix. Ces conseils que donne M. le D[r] Ed. Fournié, d'ailleurs fondés sur la physiologie, ont toujours réussi, même dans les cas les plus difficiles, à l'habile docteur.

Remarquez que le procédé opératoire décrit tout à l'heure laisse libre une des mains de l'opé-

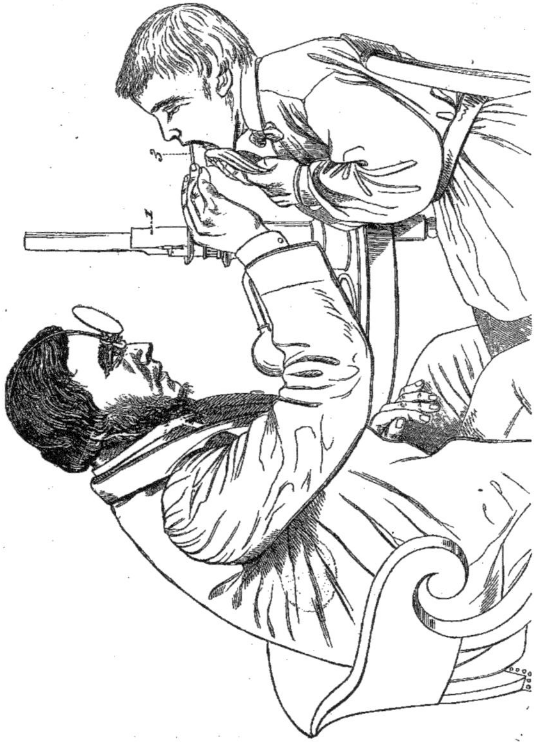

Fig. 24. — Laryngoscope.

rateur. Il peut l'employer à envoyer dans les voies aériennes des poudres médicamenteuses à l'aide d'un insufflateur dirigé juste sur les parties malades que l'on aperçoit dans le petit miroir guttural.

OBSERVATIONS.

Avant la découverte du laryngoscope, le médecin n'avait pour le diagnostic des affections laryngées et pour établir ses jugements, que les signes fournis par les altérations de la voix; or ces altérations reconnaissent pour cause les lésions les plus variées, et il était, par conséquent, difficile, sans avoir vu les parties malades, de dire laquelle de ces lésions existait dans un cas donné.

Voici deux observations qui montreront mieux que ce que nous pouvons dire la valeur de ce moyen d'investigation : Elles ont été recueillies à la clinique du Dr Edouard Fournié :

— M. P..., auditeur à la cour des comptes, était atteint depuis six mois d'une altération profonde de la voix, qui parfois s'étendait jusqu'à l'aphonie complète. Plusieurs médecins furent successivement consultés sans aucun bon résultat, malgré divers traitements employés. L'examen laryngoscopique n'avait pas été pratiqué, et le diagnostic, reposant seulement sur la connaissance des altérations de la voix, avait été en défaut. On avait, en effet, attribué ces altérations à une laryngite ou à la présence d'un polype sur les cordes vocales.

Après six mois de soins infructueux, le malade se décide enfin à faire examiner son larynx. Le Dr Edouard Fournié reconnut que la cavité laryngienne était complétement libre. La couleur de la muqueuse était normale ; mais en y regardant de bien près — et c'est ici surtout que l'on peut apprécier l'importance de l'usage habituel du laryngoscope — on pouvait s'apercevoir que, quand le malade voulait émettre un son, les rubans vocaux s'approchaient incomplétement l'un de l'autre, et laissaient entre eux un espace trop grand pour que le passage de l'air pût les faire vibrer. Il y avait là évidemment une paralysie des muscles chargés d'affronter les rubans voçaux. Mais à quelle cause attribuer cette paralysie ? On invoqua les antécédents qui apprirent l'existence d'une affection, rhumatisme musculaire des auteurs, ayant précédé de quinze jours l'apparition des altérations de la voix. En conséquence, M. Fournié diagnostiqua ce qu'on nomme une paralysie rhumatismale, et le succès du traitement employé vint confirmer sa manière de voir. Ce traitement, constitué par des bains de vapeur, des pilules de térébenthine, et par l'application, plusieurs fois répétée, de l'électricité sur les muscles malades, fit disparaître tout phénomène morbide au bout de vingt-cinq jours. Cette observation nous montre, d'une manière frappante, l'utilité du laryngoscope dans les cas où les altérations de la voix ne sont accompagnées d'aucune lésion matérielle appréciable.

— L'observation suivante va nous montrer l'utilité de cet instrument dans des conditions tout à fait opposées :

Un des premiers négociants de vin de Bordeaux, M. D....., âgé de 35 ans, doué d'une constitution athlétique, avait vu survenir peu à peu de la difficulté dans la respiration, *sans altération de la voix*. Les premiers médecins consultés attribuèrent cette gêne à la pléthore du système pulmonaire; mais la gêne ayant successivement augmenté, M. D... fut déclaré emphysémateux, asthmatique, et envoyé comme tel respirer l'air des montagnes, à Luchon.

Ce séjour ne fit qu'augmenter les angoisses de M. D..., qui prit alors la détermination de venir consulter à Paris. L'examen laryngoscopique fait par le Dr Edouard Fournié dévoila, dans le larynx, la présence de trois tumeurs fibreuses qui, par leurs dimensions, obstruaient à peu près complétement le passage de l'air. Le siége d'implantation des tumeurs expliquait d'ailleurs l'absence des altérations de la voix. Toutes les trois étaient implantées sur le pourtour de l'orifice supérieur du larynx. La présence de ces tumeurs dans cette région faisait comprendre pourquoi la respiration était gênée, et comment les premiers médecins consultés avaient été induits en erreur. L'on comprend facilement, en effet, que l'acte de la respiration étant empêché sur un point du tube aérien, les phénomènes perçus par l'auscultation se trouvent complétement modifiés par ce seul fait. M. D... n'était donc point emphysémateux, asthmatique, et, pour le débarrasser définitivement de ses souffrances, il n'y avait qu'à faire disparaître l'obstacle qui s'opposait à l'accomplissement des fonctions respiratoires. C'est ce qui fut fait. Les trois tumeurs furent enlevées, et déjà, depuis quatre mois, M. D... a retrouvé son bien-être habituel. Cette guérison s'étant maintenue aussi longtemps, il y a lieu d'espérer que les tumeurs ne se reproduiront pas.

Endoscope. — Il permet de pénétrer par la vue dans l'urèthre et jusque dans la vessie. Les premiers essais dans cette voie furent tentés par M. Ségalas. Cet habile praticien se servait de deux sondes concentriques : celle du milieu permettait de voir à l'intérieur de la vessie, tandis que l'extérieur donnait passage aux rayons de deux bougies qui par réflexion venaient éclairer le viscère. Tel est le point de départ de l'appareil de M. Desormeaux.

L'endoscope est composé d'une sonde que l'on introduit dans l'urèthre afin d'en écarter les parois, d'un miroir placé devant l'orifice de la sonde et faisant avec son axe un angle de 45°, d'une lampe disposée de façon à envoyer ses rayons sur le miroir. La marche des rayons lumineux est facile à comprendre : partis de leur foyer ils sont réfléchis par le miroir parallèlement à l'axe de la sonde et vont éclairer l'urèthre et la vessie. Supposez dès lors que le miroir soit percé en son milieu, l'œil placé derrière l'ouverture verra parfaitement ces cavités profondes au niveau de l'extrémité interne de la sonde. Au lieu de regarder à œil nu, on peut se servir d'une petite lunette de Galilée. Pour augmenter l'éclairage, on place la lumière entre un miroir et une lentille convergente ; mais ces pièces sont accessoires quoique indispensables pour la netteté de la vue. Comme foyer lumineux, M. Desormeaux emploie une lampe à gazogène (mélange d'alcool et de térébenthine) qui donne une grande intensité sous un petit volume.

Il est inutile de dire que toutes les pièces que nous venons de voir fonctionner séparément, y compris la lampe elle-même, sont réunies entre elles par des tubes de cuivre afin de constituer un seul instrument commode pour les observations.

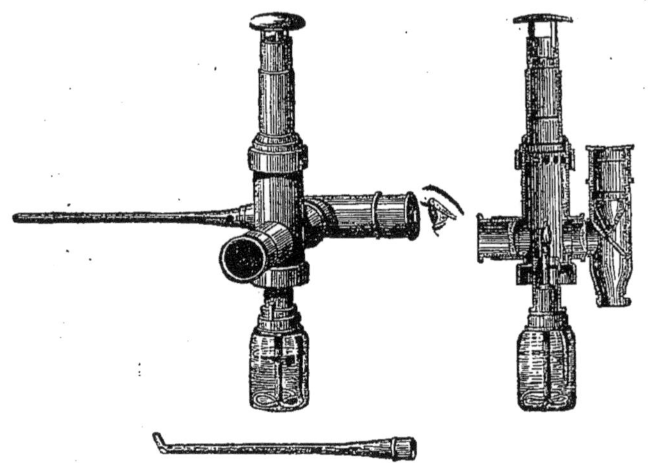

Fig. 25. — L'endoscope de M. Desormeaux..

Voici deux observations prises ou hasard dans le livre de M. Desormeaux; elles feront voir que dans les affections de l'urèthre et de la vessie, l'endoscope donne beaucoup plus de certitude au diagnostic que les autres moyens; qu'il permet de voir l'état de l'organe, de reconnaître la nature des tumeurs, la disposition, le nombre, les complications des pierres mieux que le simple cathétérisme.

OBSERVATION I.

D... m'avait appelé dans le courant du mois

(1) Desormeaux, *De l'Endoscope et de ses applications au diagnostic et au traitement des affections de l'urèthre et de la vessie.* Paris, 1865.

d'octobre 1855 pour une orchite aiguë. Il m'affirmait n'avoir pas eu depuis longtemps de blennorrhagie; mais un écoulement clair et très-peu abondant lui était resté à la suite d'une blennorrhagie aiguë, contractée en 1846. Habituellement il ne s'en occupait pas; mais toutes les fois qu'il pressait son urèthre, le matin avant d'uriner, il trouvait quelques gouttes d'un liquide clair, légèrement filant. Bientôt je sus que son jet d'urine était très-fin, contourné et tombait presque verticalement.

Une fois l'épididymite guérie, le malade, qui s'inquiétait un peu de la dysurie, se soumit à un examen complet.

Dans la portion bulbeuse de l'urèthre, je trouvai, à l'aide d'une bougie à boule, un rétrécissement qui ne laissa passer qu'avec peine un bout de deux millimètres un tiers. Le passage fut un peu douloureux et la boule revint teinte de sang. Je constatai que la portion rétrécie avait plus de 2 centimètres de longueur. Je passai alors à l'examen endoscopique, et la sonde étant poussée jusqu'au rétrécissement, je trouvai dans ce point une surface enflammée, rouge, couverte de petites granulations de la grosseur environ de grains de millet, les uns plus, les autres moins. J'avais, en un mot, sous les yeux une ulcération granuleuse offrant le même aspect que celle du col de l'utérus. En retirant la sonde, les granulations disparaissaient de suite et il ne restait qu'une rougeur qui, bientôt, cessait elle-même; le reste de l'urèthre était sain jusqu'au méat.

Une fois cette lésion découverte, il me sembla qu'elle expliquait complétement toute la maladie; car il était facile de comprendre la persistance d'un écoulement entretenu par une ulcération granuleuse, semblable à celle dont nous constatons tous les jours le caractère rebelle sur la conjonctive et le col utérin. Cette ulcération rendait compte également de l'engorgement chronique sous-jacent qui produisait la coarctation que j'avais constatée. Je compris alors aussi, par la persistance des granulations, comment j'avais vu si souvent, dans des cas analogues, malgré ce que disent la plupart des auteurs, des écoulements persister après la dilatation complète des rétrécissements auxquels on les attribuait, et qui se reproduisaient bientôt après qu'on avait cessé l'usage des bougies.

Enfin je me décidai à traiter cette lésion dans l'urèthre, comme on la traite sur le col de l'utérus, et, pour bien constater les rapports de cause à effet qui pouvaient exister entre l'ulcération et le rétrécissement, je pris le parti de n'employer aucun moyen direct contre ce dernier.

L'endoscope me permettait, du reste, d'agir

sur le point morbide comme on agit sur le col utérin au fond du spéculum. Je me mis donc à pratiquer des cautérisations avec une solution concentrée de nitrate d'argent que je portais sur le point morbide, à travers la sonde, et dont je pouvais constater les effets au moyen de la vue. Ces cautérisations étaient répétées tous les trois ou quatre jours. Dans l'intervalle, le malade faisait des injections avec de la décoction de roses de Provins. Bien que la dose de nitrate d'argent fût d'une partie pour trois parties d'eau, la douleur était très-modérée.

Ce traitement, commencé le 5 décembre 1855, durait depuis plus d'un mois, lorsque le 25 janvier 1856, sans m'en douter, je fis pénétrer la sonde jusque dans la vessie; elle avait traversé le siége du rétrécissement, sans que je sentisse aucun obstacle et cependant elle avait un peu plus de neuf millimètres de diamètre et remplissait complétement la partie antérieure de l'urèthre. Il était évident que le rétrécissement avait disparu sans autre traitement que celui des granulations.

Je pus alors examiner toute la muqueuse uréthrale, à partir du col. La région prostatique était légèrement rouge; cette rougeur augmentait dans la portion membraneuse et, vers l'union de cette portion et du bulbe, se trouvait l'ulcération dont les granulations étaient maintenant à peine visibles. Le malade m'assura, du reste, que, depuis quelques jours il urinait aussi bien que dans sa jeunesse. Trois cautérisations firent disparaître les dernières traces de granulations ; alors le malade se borna à continuer des injections pendant une dizaine de jours, puis il cessa tout traitement. Quelques jours après, l'écoulement avait complétement disparu et la bougie à boule parcourait tout le canal sans rencontrer d'obstacle. L'endoscope ne montrait qu'un peu de rougeur dans le point malade ; l'ulcération était donc guérie, et le rétrécissement avait disparu du même coup sans aucun traitement dirigé spécialement contre lui.

OBSERVATION II.

Calcul enchatonné de la vessie. Examen à l'endoscope.

J..., âgé de 58 ans, marchand de plâtre. Cet homme est assez grand et assez fort, mais il paraît très-souffrant. Il nous dit que depuis plusieurs années il souffre de la vessie ; il est obligé d'uriner très-souvent. La miction est douloureuse et très-pénible.

Lorsqu'il marche, il éprouve un sentiment de pesanteur au périnée ; il a souvent des douleurs de reins.

Depuis cinq à six mois, il a perdu l'appétit et a beaucoup maigri ; son urine est trouble et laisse déposer un mucus fort épais ; quelquefois il y a du sang.

Jamais, à ce que nous dit ce malade, il n'a vu son jet d'urine arrêter subitement, puis reprendre quelques instants après ; il n'a pas éprouvé de vives cuissons au bout de la verge, comme certains calculeux.

Lorsqu'on introduit une sonde dans la vessie, voici ce que l'on observe ; le canal de l'urèthre est libre et laisse passer facilement la sonde.

Une fois qu'elle a pénétré dans la vessie, on peut reconnaître une vessie d'une dimension raisonnable : pas de colonnes, vessie bien lisse. Si l'on porte le pavillon de la sonde un peu en haut et à la gauche du malade, on sent que le bec de la sonde est arrêté par une pierre qui, par conséquent, doit se trouver dans le fond de la vessie et à droite. En introduisant un instrument lithotriteur, il est impossible de saisir la pierre ; on la touche, mais elle ne tombe pas dans le mors de l'instrument, et on ne peut la saisir.

Cet examen, répété plusieurs fois, fit porter à M. Houel le diagnostic de calcul enchatonné de la vessie, quoique M. A. Richard, en sondant ce malade, crût le calcul libre, parce que le bec de la sonde entraînait le calcul et la vessie.

M. Houel pria M. Désormeaux de venir trancher le doute au moyen de son endoscope.

Je n'entrerai pas dans les détails de la manière d'agir, qui est connue de tous les chirurgiens.; je ne donnerai que le résultat de l'observation.

En faisant faire à l'instrument la manœuvre nécessaire, on peut voir en tournant l'instrument en divers sens, un corps blanchâtre granuleux, parsemé de petits points noirâtres, qui doivent être du sang.

Ce corps, qui n'est autre chose que le calcul, présente un légère saillie ; si l'on fait mouvoir l'instrument, on arrive sur les bords du calcul, et on voit très-distinctement que ce corps blanchâtre est entouré et en partie recouvert par une membrane rosée qui se continue avec la muqueuse vésicale.

Cet examen confirme très-nettement le diagnostic de calcul enchatonné de la vessie.

En face de cet état, M. Nélaton avait conseillé la taille sus-pubienne, et M. Houel allait la pratiquer lorsque ce malade mourut subitement.

L'autopsie donna les renseignements suivants :

La vessie n'est pas très-altérée.

Le calcul est bien situé à la place que l'examen nous avait donnée. Le calcul est bien recouvert par la vessie sur ses bords, mais à ce niveau la vessie est un peu hypertrophiée, aussi le calcul est-il fortement pris par la vessie ; de plus le calcul présentait un mamelon qui pénétrait dans les parois vésicales où il était contenu comme dans une cellule.

Le calcul avait encore les points noirâtres que nous avions reconnus sur le vivant. Un point assez curieux à signaler c'est qu'à l'œil nu le calcul paraissait moins volumineux qu'avec l'endoscope.

Spéculums.—Ce sont des instruments propres à dilater l'entrée de certaines cavités, de manière que la lumière puisse pénétrer dans l'intérieur d'un organe et que l'on puisse y voir soit directement, soit au moyen des surfaces réfléchissantes de ces instruments. Ils permettent en même temps de porter profondément jusque sur une partie malade un instrument ou un topique. Tels sont les *spéculums oris*, *oculi*, *ani*, *uteri*, etc., déstinés à tenir ouverts la bouche, l'œil, l'anus, le vagin ou l'orifice de la matrice.

Bien que ces instruments ne soient pas des inventions modernes, et que l'on en trouve la description dans les auteurs les plus anciens, la science doit beaucoup à M. Récamier. L'instrument qu'il a proposé, spécialement affecté à l'exploration du vagin et de l'uterus, est extrêmement simple ; il consiste dans un tube d'étain poli, dont l'extrémité utérine, un peu plus étroite que le reste, présente un léger bourrelet qui lui permet d'embrasser le col utérin, sans pouvoir le blesser. L'autre extrémité est soutenue par un manche recourbé propre à fixer l'instrument, une fois qu'il est introduit dans les parties génitales.

On a depuis infiniment varié la forme et la disposition du spéculum ; on l'a composé de plusieurs valves, qui rapprochées lorsqu'on introduisait l'instrument, sont dilatées par un moyen mécanique quelconque, lorsque le spéculum est parvenu au voisinage du col utérin. M. Charrière a roulé les unes sur les autres trois valves articulées par leur bord contigu, et qui pouvant être déployées lorsqu'elles sont dans le vagin, servent à dilater celui-ci : on a cherché surtout à faire que l'écartement des valves se fit dans la profondeur du vagin, plutôt qu'à l'orifice externe des organes génitaux ; précaution très-utile puisqu'une telle dilatation est ce qu'il y a de plus douloureux dans cette opération.

On a peut-être attaché trop d'importance à de legères modifications dans le spéculum. Celui dont on a le plus d'habitude est peut-être le meilleur entre les mains de celui qui s'en sert.

Le spéculum que nous préférons est celui à quatre valves, muni de son embout, se dilatant par son extrémité extérieure et susceptible d'un écartement assez considérable pour permettre au col

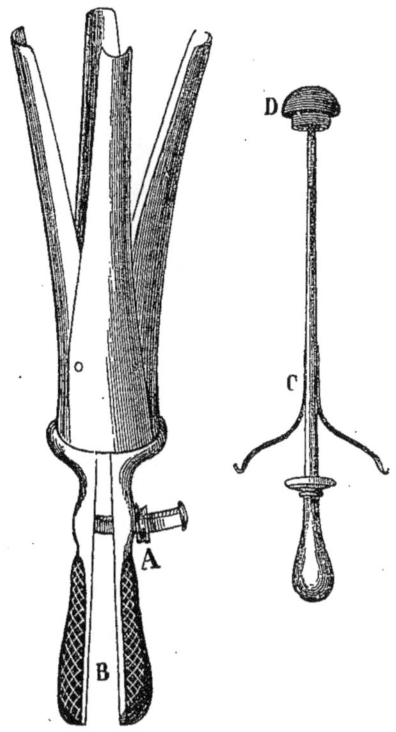

Fig. 26. — Spéculum.

utérin de s'y engager avec facilité. Du reste deux des valves de cet instrument sont disposées de telle sorte qu'elles peuvent être enlevées par un mécanisme fort simple, et alors l'instrument n'est plus que bivalve, ce qui a de l'utilité dans quelques cas, surtout, lorsqu'il s'agit d'explorer latéralement le vagin.

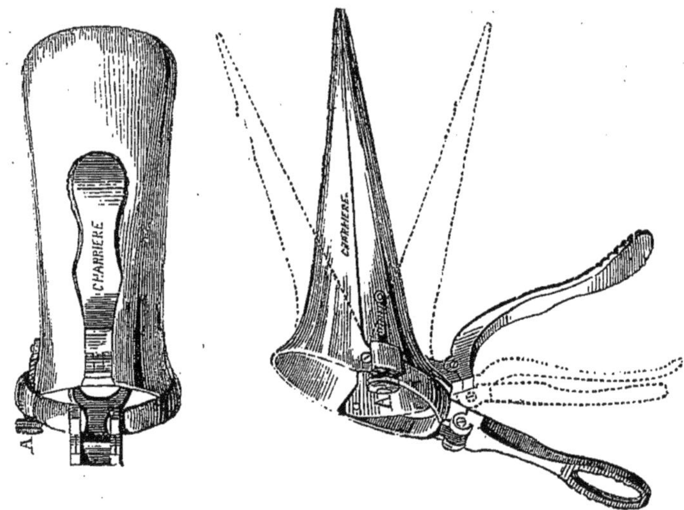

Fig. 27.—Spéculum Cusco vu de face et fermé, ainsi que les manches pour rendre l'instrument plus portatif. A gauche, le même vu latéralement fermé et les manches redressés, prêt à servir ; il est également vu ouvert par les traits ponctués. — A. Écrou pour maintenir le spéculum arrêté à tous les degrés.

Quelque soit l'instrument dont on se sert, celui-ci sera d'abord graissé d'huile ou de mucilage de graine de lin ; ces corps ont sur le cérat l'avantage de ne pas laisser les parties enduites d'un corps opaque qui gêne l'exploration. La femme étant placée convenablement et le bassin élevé autant que possible, on procède à l'examen des parties génitales.

La lumière du jour éclaire mieux que toute autre; mais il est difficile de la diriger vers le fond de l'utérus. Un miroir concave placé derrière une bougie ou une lentille réfringente, large et disposée entre le jour et le col utérin, peut servir à porter plus de clarté dans le vagin, et mieux apprécier les lésions que l'on cherche.

Nous ne décrivons pas le procédé opératoire ; disons seulement que cet instrument est d'une utilité incontestable dans le diagnostic des lésions profondes de l'appareil génital de la femme.

INSTRUMENT FONDÉ SUR LA POLARISATION

Saccharimètre. — Quelques définitions sont ici nécessaires. On appelle polarisation, une modification des rayons lumineux en vertu de laquelle, une fois réfléchis ou rétractés, ils deviennent incapables de se réfléchir ou de se réfracter de nouveau dans certaines directions. Le plan de polarisation est le plan dans lequel la lumière se trouve polarisée.

Il arrive qu'en traversant certaines substances, un rayon polarisé est encore polarisé à l'émergence, mais non plus dans le même plan qu'avant son passage dans les substances. Le nouveau plan est dévié à gauche ou à droite selon ces mêmes substances ; le sucre de canne en dissolution, l'essence de citron, la dextrine tournent à droite, le sucre de raisin, l'essence de térébenthine, la gomme arabique tournent à gauche.

Le saccharimètre de Soleil perfectionné par

M. Duboscq, est une application de cette propriété rotatoire des substances saccharifères en dissolution dans l'eau. Cet instrument se compose

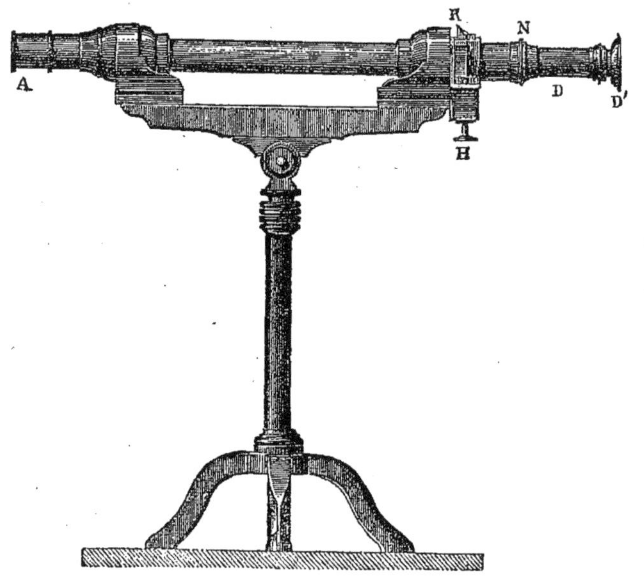

Fig. 28. — Saccharimètre de J. Duboscq. — Un tube mobile ou porte oculaire DD'. — H. Grand bouton horizontal, par lequel on rend uniforme la teinte de l'objet de la vision. — N. Anneau molleté, à l'aide duquel on donne à la lumière de passage la teinte ou la couleur la plus propre à une évaluation précise. — R. Règle divisée sur laquelle on lit le nombre et la richesse du sucre examiné.

essentiellement d'un tube de cuivre dans lequel se met le liquide à analyser ; à ses deux extrémités fermées par deux glaces parallèles, se trouvent les polariseurs et les analyseurs contenus dans de petits tubes qui s'ajoutent aux deux bouts du tube central. Devant l'orifice de l'un d'eux on place une lampe dont les rayons traversent le polarisateur, le liquide à analyser et l'analyseur. Il nous est impossible d'entrer dans les détails et de donner même sommairement le procédé opératoire de cet instrument. Les employés de nos administrations, les fabricants de sucre, les médecins savent très-bien comment on doit employer le saccharimètre, s'ils en ignorent la théorie qui relève d'une des plus difficiles parties de l'optique. Nous n'avons pas à nous occuper ici des analyses des jus de canne à sucre, des jus de betterave, etc. Nous dirons un mot de l'analyse de l'urine des diabétiques. Le sucre qu'elles contiennent dévie le plan de polarisation vers la droite. L'urine clarifiée par le sous-acétate de plomb et filtrée est mise dans un tube central. On tourne alors le bouton du compensateur (à gauche comme pour le sucre ordinaire) jusqu'à ce qu'on obtienne la même teinte qu'avant l'interposition de l'urine. Il reste ensuite un petit calcul à faire : Pour obtenir la quantité de sucre contenue dans un litre d'urine donnée, il faut multiplier 2 décigrammes 1/4 par le nombre lu sur l'échelle divisée, le vernier de l'instrument.

CHAPITRE V

CHALEUR.

Il est indispensable en diagnostic d'avoir une mesure ou des termes de comparaison. De même qu'il faut apprécier, par des moyens pondérables ou de mensuration, la forme, le volume, la disposition précise des organes; de même, il est utile d'apprécier le degré de la chaleur humaine. Ceci nous conduit à établir que, dans plusieurs cas, il faut se servir d'un thermomètre. Ce moyen ne peut être employé avantageusement qu'à la condition préalable de bien connaître les causes des sources de la chaleur animale; aussi nous croyons qu'il est éminemment utile de lire avant l'admirable travail de M. le professeur Gavarret : *De la chaleur produite par les êtres vivants.*

Le thermomètre. — Celui qu'on choisira sera le plus portatif possible. Il sera d'abord bien vérifié, et on constatera si ses divisions sont exactement marquées. Faute de cette précaution, on peut courir les risques de commettre des erreurs. Les parties où l'on examinera la chaleur morbide, lorsqu'il s'agira de maladies générales seront les plus nombreuses possibles. Il faudra comparer la température des régions voisines des centres circulatoires avec celle des extrémités; les degrés de chaleur du thorax avec ceux de l'abdomen; l'élévation du thermomètre dans la bouche ou d'autres cavités accessibles aux instruments avec celle qui a lieu sur les téguments, etc. S'il s'agit de maladies qui soient bornées, circonscrites, telles que les maladies de la peau ou du tissu cellulaire sous-jacent, il faudra comparer la chaleur qu'elles donnent avec celles des autres régions du corps, etc.

Quel que soit le point sur lequel un thermomètre est appliqué, il faut avoir le soin de mettre celui-ci à l'abri du contact de l'air froid; éviter de l'échauffer ou de le refroidir avec ses propres mains; porter exclusivement la boule thermométrique sur la partie que l'on examine et isoler le reste de l'instrument. Il sera utile de laisser celui-ci assez de temps en place pour qu'il puisse s'élever à la hauteur que la chaleur de la partie affectée lui permettra d'atteindre; enfin, on notera le degré de température pendant que le thermomètre est en place.

Le thermographe. — C'est un appareil enregistreur qui trouve ici sa place mieux que dans notre second chapitre. Il permet de suivre les variations de la température dans telle ou telle partie du corps humain. C'est un thermomètre à air, dont la tige communique avec un tube très-fin de cuivre recuit, qui apporte les mouvements de l'air à l'enregistreur.

Dans le thermographe (fig. 29), l'appareil enregistreur est ainsi constitué (nous empruntons à M. Marey la description de cet organe très-ingénieux) : un tube de verre, fermé à la lampe par l'une de ses extrémités, est courbé en demi-cercle et fixé sur une roue légère et bien équilibrée. Le centre de courbure du tube de verre coïncide avec l'axe de la roue. Si l'on place alors le tube de verre de telle sorte que le milieu de la convexité de l'arc qu'il décrit soit tourné en bas, et si l'on y introduit une petite quantité de mercure, cet index métallique partage la cavité du tube en deux chambres, l'une close du côté où le tube est fermé, l'autre communiquant librement avec l'extérieur par l'extrémité ouverte du tube. Supposons maintenant que l'air de la chambre close vienne à augmenter de volume, l'index de mercure sera poussé vers l'orifice ouvert du tube. Mais par son poids même, cet index tend à occuper la partie inférieure de ce système équilibré; il en résultera une rotation du tube autour de son axe de suspension, et, en réalité, on verra l'index rester immobile pendant que l'appareil tournera.

Plaçons perpendiculairement sur l'axe une longue aiguille équilibrée; celle-ci amplifiera, en raison de sa longueur, la rotation imprimée à l'axe; elle pourra par sa pointe tracer, sur une glace enfumée qui chemine à côté d'elle, les oscillations qu'elle décrit.

Reste à faire communiquer la chambre close avec la boule du thermomètre à air. Pour cela, le tube capillaire, qui communique avec l'intérieur de la boule thermométrique par l'une de ses extrémités, reçoit à l'autre extrémité une courbure semblable à celle du tube de verre dans lequel on l'introduit en lui faisant traverser l'index du mercure jusqu'à ce que son ouverture arrive dans la chambre close. L'appareil étant ainsi disposé, si l'on chauffe avec la main la boule du thermomètre à air, on voit la chambre close recevoir l'air expulsé de la boule et prendre une plus grande étendue; l'appareil tourne sur son axe et l'aiguille s'élève, tandis que le mercure reste dans sa position déclive. Si l'on plonge dans l'eau froide la boule du thermomètre, l'air se condense dans cette boule et aspire celui de la chambre close, ce qui produit une rotation en sens inverse de l'appareil et un abaissement de l'aiguille.

On insère la boule du thermographe dans la cavité dont on veut explorer les variations de

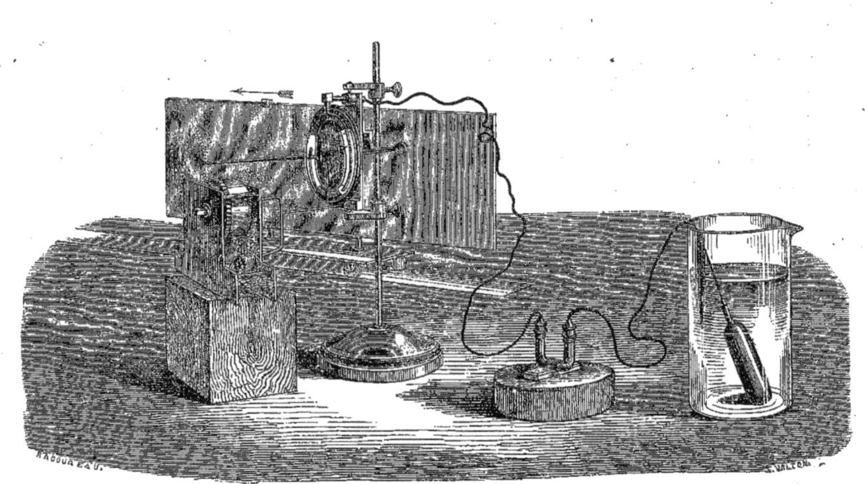

Fig. 29. — Thormographe de M. Marey.

température, et on remarque que tout changement se traduit par un mouvement de l'aiguille. Une glace enfumée qui, pour les enregistreurs ordinaires, n'offre qu'une résistance de frottement insignifiante, aurait, pour le thermographe, une résistance trop grande encore. M. Marey a dû, pour obtenir des graphiques, recourir à ce moyen : le support vertical, qui porte l'appareil à levier, pivote sur lui-même, de telle sorte que l'aiguille indicatrice exécute des oscillations transversales dans lesquelles sa pointe va battre contre la surface enfumée, et y laisse un point blanc à chacun de ses contacts. Si les oscillations de l'aiguille se renouvellent assez fréquemment, et si la plaque enfumée chemine avec lenteur, les points tracés se trouvent au contact les uns des autres, et forment une ligne continue qui s'élève ou s'abaisse suivant les mouvements de l'aiguille dans le plan vertical. On conçoit que, dans ces conditions, la tendance de l'appareil, à prendre son équilibre, n'est entravée que pendant les instants très-courts qui correspondent au pointage, et que, pendant tout le reste de ses oscillations transversales, l'aiguille est entièrement libre dans ses mouvements.

CHAPITRE VI

ÉLECTRICITÉ.

En médecine, on fait usage de trois sortes d'électricité : celle de frottement, celle de contact, et celle d'induction. C'est cette dernière qui convient le mieux à l'électrisation musculaire, surtout quand cette opération doit être longtemps et souvent pratiquée. Cette électricité, en effet, peut provoquer de très-fortes contractions musculaires sans exciter vivement, en même temps, la sensibilité cutanée, sans produire de commotions, sans déchirer les vaisseaux capillaires et sans plonger les organes dans une sorte de stupeur. On peut donc dire que cette électricité est l'électricité essentiellement médicale.

Jusqu'à ce jour les applications diagnostiques de l'électricité ne sont pas très-nombreuses ; il semblerait que les médecins qui se sont occupés de cette question aient négligé le point important du diagnostic pour tourner tous leurs efforts vers le thérapisme de toute sorte de lésions par ce moyen physique. Nous citerons cependant quelques cas où l'électricité a servi avec avantage à éclairer le diagnostic.

Dans les cas de paralysies traumatiques des nerfs mixtes, il peut arriver que la cause de la paralysie ne soit pas toujours évidente; une tumeur ou une exostose profondément cachée, par exemple, peut comprimer un tronc nerveux et produire lentement ou subitement des phénomènes de paralysie. Le médecin peut éprouver des doutes sur la cause de cette paralysie, et c'est alors qu'il est utile d'avoir recours à l'électrisation localisée; elle fera reconnaître que la contractilité électro-musculaire est *diminuée* dans les muscles dont le nerf est comprimé. En conséquence, ce signe ne permettra pas de confondre la paralysie traumatique des nerfs mixtes avec les paralysies cérébrales, hystériques, saturnines, dans lesquelles cette contractilité musculaire est toujours conservée.

De même, il est facile de distinguer, par l'exploration électro-musculaire, les paralysies temporaires de l'enfance des paralysies atrophiques graisseuses du même âge, puisque dans les premières, on trouve la contractilité et la sensibilité électro-musculaires parfaitement intactes, tandis que ces propriétés sont plus ou moins diminuées dans les dernières.

Enfin, étant donnée une hémiphlégie faciale,

qui peut être symptomatique d'une lésion du cerveau, ou de la portion pédonculaire de la protubérance, ou d'une lésion de la portion bulbaire de la protubérance, ou du nerf facial à son émergence ou dans sa continuité, il est possible, par l'exploration électro-musculaire, de faire le diagnostic différentiel des lésions que nous venons d'én umérer

Le bioscope électrique. — On doit à M. le Dr Crimotel un procédé qui permet, à l'aide de l'électricité, de reconnaître la vie ou la mort dans les cas douteux. Cette épreuve, à laquelle il donne le nom d'*électro-bioscopique*, consiste à mettre en jeu la propriété qu'ont les muscles de se contracter sous l'influence des courants électriques. Cette propriété, que les physiologistes désignent sous le nom de contractilité électro-musculaire, existe chez tous les animaux et chez l'homme, aussi bien dans la maladie que dans l'état de santé. « Elle existe également, dit le Dr Crimotel, et sans exception aucune, dans la léthargie, l'apoplexie, la syncope, et tous les genres d'asphyxie ou d'empoisonnement, tant que l'individu est vivant. Lorsque, au contraire, on ne la rencontre pas, quand, en un mot, elle est éteinte, on peut affirmer d'une manière certaine et indubitable que la mort a lieu. »

Toutefois, l'extinction de la contractilité n'est

pas complète aussitôt la mort; mais, à partir de ce moment, sa diminution sensible et graduelle n'indique plus qu'un reste de vitalité qui s'affaiblit peu à peu. Enfin, après un espace de temps qui varie chez l'homme, dit le Dr Crimotel, entre une demi-heure et deux heures environ, toute contractilité a disparu; de sorte que l'épreuve donne alors des résultats absolument négatifs.

Tous les signes, à part la putréfaction, auxquels on se fie d'ordinaire pour diagnostiquer la mort, n'ont pas une certitude absolue. Ainsi l'absence du pouls et de la respiration, la roideur des membres, la couleur rouge, violette ou noire du visage, la perte de transparence de la main et des doigts, l'obscurcissement des yeux, le refroidissement livide, l'aspect cadavéreux, l'insensibilité aux brûlures et aux incisions, l'absence d'auréole et de phlyctène dans les brûlures cutanées, et même la cessation des battements du cœur, tous ces signes ne sont pas infaillibles. M. Crimotel croit, telle est du moins son opinion, que l'électro-dynamisme seul ne trompe pas (1).

Son appareil est composé d'une pile, d'un multiplicateur et d'excitateurs. Ce bioscope électrique étant en activité, et les excitateurs étant

(1) Voir le livre de M. le Dr Gustave Le Bon sur *les inhumations prématurées.*

garnis d'éponges mouillées, et tenues par leur manche en bois, si on les applique sur les membres d'un individu vivant, bien portant ou malade, on obtient à l'instant, selon le degré d'intensité du courant, depuis le simple frémissement de la fibre musculaire, jusqu'aux mouvements de flexion et d'extension les plus prononcés.

Les effets sont absolument les mêmes dans la mort apparente par syncope, asphyxie, léthargie, etc. Tant que la vie existe, la contractilité électrique, qui est une propriété inhérente à la fibre musculaire vivante, reste entière et au même degré. En résumé, l'épreuve bioscopique peut donner, selon le Dr Crimotel, l'un ou l'autre de ces renseignements : décider s'il y a vie ou mort, indiquer si des secours sont utiles ou non; et elle peut être par elle-même le moyen le plus efficace et le plus énergique pour rappeler le sujet à la vie lorsque la mort n'est qu'apparente.

Sonde à courant électrique. — M. le professeur Favre, de la Faculté des sciences de Marseille, a inventé un petit stylet très-ingénieux qui permet de trouver les corps étrangers métalliques engagés dans les chairs. Cet appareil a sa célébrité: il devait servir pour trouver la balle qui blessat Garibaldi à Aspromonte.

Une petite sonde en ivoire contient dans sa tubulure deux fils métalliques séparés l'un de l'autre par un mastic isolant. Les deux bouts qui émergent à l'une des extrémités de la sonde sont mis en communication avec les deux pôles d'une pile électrique. On comprend que si par l'autre extrémité on introduit, dans le conduit fait par la balle à travers les chairs, la sonde exploratrice, le courant ne se produira que si le circuit est fermé, ce qui arrivera si les deux bouts des fils qui font saillie à l'extrémité introduite de la sonde exploratrice viennent à être réunies par le corps métallique que l'on recherche. Il faut donc tâtonner: tant que la sonde touche des chairs, des os, etc., le galvanomètre mis dans le circuit de l'appareil n'indique rien ; mais aussitôt qu'il rencontre le métal conducteur, son aiguille dévie ; l'opérateur peut, le diagnostic étant dès lors positif, agir en connaissance de cause.

D'après les expériences récemment faites par MM. Gavarret et Nélaton, ce premier professeur a conclu qu'il est nécessaire que les extrémites de la sonde soient des pointes d'acier très-effilées afin qu'elles puissent déchirer les tissus qui entourent la balle quand celle-ci vient à s'enkyster ; de plus ces fines aiguilles ont l'avantage de pouvoir gratter l'oxyde de la balle qui est mauvais conducteur de l'électricité. Avec cette perfection on aura un instrument qui, nous le croyons, est appelé à rendre de grands services sur les champs de bataille.

Disons un mot en passant d'un petit stylet explorateur fondé sur un autre principe, il est vrai, mais qui a ici sa place, car il a servi à rechercher la balle du général italien. C'est un petit stylet d'argent terminé par une olive de porcelaine blanche non vernie et rugueuse, pouvant rapporter les traces de la balle de plomb après l'avoir rencontrée. Le Dr Zanetti introduisit cet explorateur dans la blessure de Garibaldi et le retira marqué d'une trace noirâtre ; on reconnut par l'analyse chimique que c'était du plomb.

CHAPITRE VII.

MOYENS PHYSIQUES DIVERS

Outre les moyens physiques que nous venons de décrire, il en est quelques autres qui sont indispensables dans l'étude des maladies, et que tous les médecins emploient : nous voulons parler de l'*inspection*, de la *palpation*, de la *mensuration* et de l'*interrogation* du malade.

De plus il est utile que le médecin réunisse près de lui, autant qu'il lui sera possible, les instruments qui sont nécessaires pour se livrer à toutes les recherches que le diagnostic exige :

1° Une lumière pour examiner les parties profondes.

2° Une spatule pour abaisser la langue.

3° Une forte loupe pour examiner les maladies de la peau.

4° Eau tiède pour échauffer ses mains.

5° Cérat pour exercer le toucher.

6° Un plessimètre.

7° Un stéthoscope.

8° Un lien gradué en centimètres.

9° Un spéculum uteri et de petits pinceaux de charpie.

10° Un spéculum ani.

11° Une pince à pansement.

12° Une sonde œsophagienne qui puisse servir aussi à explorer le rectum.

13° Une sonde uréthrale métallique, et une autre de gomme élastique.

14° Du nitrate d'argent pour marquer les traces noires dont on se sert pour limiter les organes.

15° Une seringue à injections.

16° Un verre et de l'acide nitrique pour examiner les urines.

17° Un vase pour mesurer le sang et les liquides.

18° Papier de tournesol pour examiner la langue.

19° Un stylet boutonné, etc., etc.

Inspection.

Cette exploration peut être faite, soit à mesure que l'on interroge fonction par fonction, soit après l'interrogation générale. C'est en général la première méthode qui paraît le plus convenable.

Examiner la peau, les éruptions qu'elle présente, les membres, l'état général de la nutrition ;

Le facies, sa coloration, son expression ;

L'œil, la pupille, les fosses nasales, le conduit auditif;

La bouche, les dents, la langue, la gorge;

La poitrine et les mouvements des côtes et du diaphragme.

Faire respirer et tousser le malade pour savoir mieux où il souffre, d'où viennent les crachats, si la respiration ou la toux causent de la douleur, et quel est le caractère de la toux;

Faire avaler la salive pour juger de la déglutition œsophagienne.

Examiner les crachats des fosses nasales, de la gorge, du larynx, de la trachée et des poumons.

Palpation.

Rechercher s'il y a des hernies;

Examiner l'utérus avec le spéculum, l'urine, l'anus, le rectum avec le spéculum, les fèces, les organes génitaux;

Faire marcher le malade quand il s'agit de reconnaître certaines lésions cérébrales, etc.;

Palper la peau pour connaître sa chaleur, sa sécheresse, sa moiteur;

Palper sa poitrine;

Pression des organes intercostaux; fluctuation périphérique de la poitrine;

Palper le pouls;

Expériences de diagnostic sur les veines;

Palper le ventre et les divers organes qui s'y trouvent;

Pression, fluctuation abdominale;

Le toucher de la matrice, le toucher du rectum;

Palper les diverses parties douloureuses ou malades;

Examiner les fistules avec le stylet.

Mensuration.

La mensuration est un excellent moyen de diagnostic dont on s'est servi de tout temps. Le corps humain pouvant se diviser en deux parties égales, il était tout naturel de comparer par la mesure la partie malade avec celle qui ne l'est pas.

Le mensurateur ordinaire est un ruban, marqué en centimètres, qui peut servir dans presque tous les cas; c'est du reste le plus simple et le meilleur.

Il existe cependant d'autres mensurateurs qui s'appliquent uniquement à tel ou tel organe; parmi ceux-ci nous citerons le cyrtomètre et les pelvimètres qui rendent de réels services dans l'étude des organes qu'ils servent à mesurer.

Le cyrtomètre. — C'est un instrument qui a été inventé par M. Woillez et qui est spécialement affecté à la mensuration de la poitrine. C'est une espèce de ruban métrique, mais composé de pièces de baleines, articulées à double frottement, et qui en conséquence conserve l'incurvation que les parois thoraciques lui ont donnée. On peut le porter sur un papier et y tracer la configuration de la ligne demi-circulaire qu'il a embrassée. Il indique l'étendue du contour circulaire ou périmètre de la poitrine, les différents diamètres, la forme (tracée sur le papier) de sa courbe circulaire. Cet instrument a l'avantage sur le ruban métrique de faire apprécier les voussures, les dépressions et les changements du diamètre de la poitrine.

Le Dynamomètre. — C'est un instrument qui sert à mesurer par comparaison les forces musculaires chez l'homme. C'est un ressort dont la tension, déterminée par la force que l'on essaye, fait mouvoir une aiguille sur un demi-cercle portant une échelle graduée en kilogrammes.

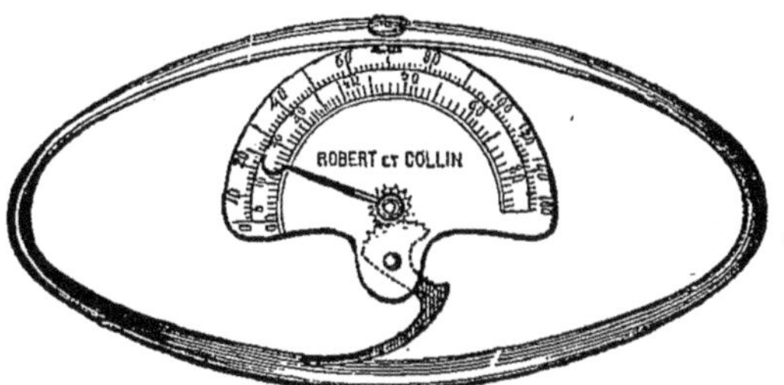

Fig. 30. — Dynamomètre.

Pour mesurer la force des muscles de la main, on saisit les deux branches en travers et on les rapproche le plus possible l'une de l'autre. L'aiguille indique en kilogrammes la force que l'on vient de développer. Pour mesurer toute autre force musculaire, celles des reins par exemple, on fixe l'anneau de l'instrument à une crémaillère ayant, à sa partie inférieure, deux branches transversales, sur lesquelles l'individu, qui essaye ses forces, place les pieds ; il saisit avec les deux mains un anneau placé à l'autre extrémité et tire fortement de bas en haut. Pour un homme de force moyenne, il fait marquer, en moyenne, 130 kilogrammes à l'aiguille.

Pelvimètres. — Ce sont des instruments qui servent à mesurer les dimensions du bassin ; les uns sont *externes* et les autres *internes*. Parmi les premiers, le plus simple est le *compas d'épaisseur* de Baudelocque, qui consiste en deux tiges métalliques courbées en demi-cercle, de manière à pouvoir embrasser dans leur concavité la plus grande partie du bassin. Une petite règle, portant une échelle ponctuée, traverse les branches à l'endroit où leur portion droite s'unit à la portion courbe et marque exactement le degré d'écartement des pointes.

Parmi les pelvimètres internes, nous citerons ceux de Coutouly, de Mme Boivin, de M. Van Huevel, instruments aussi ingénieux qu'inutiles et dont personne ne se sert.

Le seul moyen, à notre avis, le seul pelvimètre

qui existe, le seul avec lequel plus le rétrécissement est considérable plus la mensuration est facile, est le *doigt*.

Voici le procédé opératoire décrit dans le *Traité des accouchements de M. Cazeaux* : « L'indicateur est porté dans le vagin, et dirigé en haut et en arrière vers l'angle sacro-vertébral, que l'on reconnaît assez facilement à la saillie qu'il forme et à la dépression transversale que présente l'articulation sacro-lombaire. Lorsque l'extrémité du doigt est bien appliquée sur la partie antérieure, on relève le poignet jusqu'à ce que son bord radial soit arrêté par la partie inférieure de la symphyse des pubis. L'indicateur de l'autre main vient, en prenant la précaution de bien écarter les grandes et les petites lèvres, s'appliquer, par sa face onguéale, contre le vestibule sur lequel on le fait glisser jusqu'à ce que l'extrémité de l'ongle rencontre le doigt introduit dans le vagin. Le point de rencontre des deux doigts doit se faire exactement au niveau de la partie inférieure de la symphyse du pubis. En pressant avec l'ongle, on fait, sur le doigt de la main droite, une empreinte qu'il est facile de reconnaître. On retire alors ce doigt, et le plaçant sur un mètre, on apprécie très-bien la distance qui sépare l'angle sacro-vertébral, sur lequel l'extrémité du doigt était appliquée, de la partie inférieure de la symphyse, et si on retranche 1 centimètre pour obvier à l'obliquité de cette ligne, on a la mesure exacte du diamètre antéro-postérieur du bassin. » De plus, en se servant du doigt comme pelvimètre, on peut, en parcourant toute la face antérieure du sacrum, juger si sa concavité antérieure est augmentée ou diminuée.

Interrogation (1).

Les principales questions à poser au malade sont les suivantes : *Bien entendu qu'elles ne sont pas applicables à tous les cas*, et que chacune d'elles en exige souvent un grand nombre d'autres secondaires.

1° ANTÉCÉDENTS.

Circonstances commémoratives : Noter la force, la faiblesse, la constitution, l'état des règles chez les femmes.

Ordre historique dans l'interrogation.

Votre nom ? Vos parents vivent-ils ? Sont-ils sujets à quelque maladie ? de quelle maladie sont-ils morts ? Quel âge avez-vous ? Quelle est votre profession ? Avez-vous eu des enfants ? Où habitez-vous ? Couchez-vous plusieurs dans une même chambre ? Votre chambre est-elle grande ? Quelle est votre manière de vivre ? Avez-vous

(1) Extrait du *Traité de diagnostic* de M. Piorry.

éprouvé quelque maladie ? Comment a commencé celle que vous avez ? Quand a-t-elle commencé ? Avez-vous été toujours et sans interruption malade depuis ce temps-là ? *Où avez-vous souffert ?* Pouvez-vous assigner une cause à votre maladie ? Avez-vous reçu quelque coup ? Avez-vous communiqué avec des gens affectés de la même maladie que celle dont vous êtes atteint ? La maladie augmente-t-elle ? diminue-t-elle ? reste-t-elle dans le même état ? Vient-elle par accès ? Qu'avez-vous fait pour guérir ? Les moyens que vous avez employés vous ont-ils soulagé ?

2° *Interrogation des symptômes.*

Ordre physiologique dans l'interrogation. Où souffrez-vous ? Est-ce peu, beaucoup ? A quoi pouvez-vous comparer vos douleurs ? A des élancements, à un poids, etc. ? Est-ce en dehors ou en dedans que vous avez mal ?

CIRCULATION.

Porter la main sur la région du cœur. En portant ainsi la main sur la partie, on a pour but de fixer son attention et celle du malade sur l'organe que l'on explore. Souffrez-vous sur ce point du corps ? Y ressentez-vous des battements ? Etes-vous sujet à des évanouissements, à des essoufflements, à des réveils en sursaut, à des palpitations ?

Vos pieds sont-ils souvent enflés ? Éprouvez-vous des battements dans quelques autres points du corps? Etes-vous sujet à des écoulements de sang? Sont-ils forts, faibles ; viennent-ils d'une manière régulière et à des époques fixes ?

RESPIRATION.

Souffrez-vous du nez? Respirez-vous par le nez ? Vous est-il impossible de le faire? Etes-vous sujet à l'enrouement? Souffrez-vous quand vous parlez?

Porter la main sur la poitrine. Souffrez-vous dans la poitrine ? dans les côtés, dans le dos ? Respirez-vous bien, et dans toutes les positions? Marchez-vous, montez-vous sans être essoufflé ? Etes-vous gêné pour respirer pendant la nuit? Toussez-vous ? la toux est-elle sèche, grasse? Est-ce par quintes que vous toussez? Avez-vous craché du sang ? Ce sang était-il rouge, noir, écumeux, couleur de rouille, par filets? Avez-vous craché des liquides semblables à de l'eau, à du blanc d'œuf, ou à du blanc jaunâtre?

DIGESTION.

Avez-vous mal à la bouche ou aux dents? La salive coule-t-elle plus qu'à l'ordinaire? Avalez-vous bien et sans douleur? Avez-vous un mauvais goût dans la bouche?

Poser la main sur l'épigastre.

Avez-vous faim? Avez-vous soif? Digérez-vous bien? Promptement? Digérez-vous bien toute espèce d'aliments? Vos digestions sont-elles lentes? Avez-vous mal au creux de l'estomac? Avez-vous envie de vomir? Avez-vous vomi? Est-ce à la suite de la toux? Qu'est-ce que vous avez vomi? Étaient-ce des aliments? des substances amères? acides? Avez-vous le hoquet? Est-ce longtemps après avoir mangé que vous éprouvez des accidents?

Poser la main sur les diverses parties du ventre.

Avez-vous mal au ventre? Comment allez-vous à la selle? Avez-vous du dévoiement ou de la constipation? Combien de fois par jour allez-vous à la selle? Est-ce longtemps après le repas que vous avez ce dévoiement? Comment étaient les matières que vous avez rendues par les selles? Étaient-elles sanguinolentes? Avez-vous des hémorrhoïdes? Avez-vous rendu des vers?

FOIE ET SÉCRÉTION BILIAIRE.

Porter la main sur la région du foie.

Souffrez-vous dans le côté droit? Vous couchez-vous également des deux côtés? Eprouvez-vous, quand vous êtes debout, de la pesanteur dans le côté droit? Souffrez-vous dans l'épaule droite? Êtes-vous devenu jaune? Avez-vous rendu par le vomissement ou par les selles des matières jaunes ou vertes? Les matières que vous rendez par les selles sont-elles décolorées?

RATE.

Porter la main sur la région de la rate.

Souffrez-vous ou avez-vous souffert dans le côté gauche? Avez-vous eu des accès de fièvre, des frissons, de la chaleur, de la sueur? Ces accès viennent-ils tous les jours, tous les deux ou trois jours? Vous portez-vous bien dans l'intervalle des accès?

SÉCRÉTION URINAIRE.

Porter la main, d'abord sur les reins, puis sur la vessie.

Souffrez-vous des reins? Du bas-ventre, surtout en voiture, ou quand vous marchez? Comment sont les urines, etc.? Sont-elles en grande ou petite quantité? Avez-vous rendu des petites pierres? Avez-vous rendu, en urinant, du sang, des liquides filants? Urinez-vous avec facilité, par jet; peu ou beaucoup à la fois; rarement ou souvent?

APPAREIL GÉNITAL, SURTOUT CHEZ LA FEMME.

Souffrez-vous des reins? du bas-ventre, surtout quand vous êtes debout; du haut des cuisses? sur le siége? Vos douleurs ressemblent-elles à celles des règles, de l'accouchement? Comment vont les règles? Coulent-elles régulièrement, peu, beaucoup, longtemps? Quelle est la nature du sang que vous rendez? Avez-vous un écoulement en blanc? A-t-il de l'odeur ou une couleur rouge? Avez-vous eu des maladies vénériennes? (Cette question, dans beaucoup de cas, doit être faite avec infiniment de réserve).

FONCTIONS CÉRÉBRALES.

Poser la main sur le front du malade.

Avez-vous mal à la tête? Est-ce en dehors? En dedans? La douleur ressemble-t-elle aux maux de dents, ou à celle qu'on éprouve au bout des doigts, quand on se heurte le coude? Est-ce de la pesanteur? Votre tête tourne-t-elle? Ce mal est-il plus fort à de certaines heures que dans d'autres moments? Avez-vous quelquefois perdu connaissance? Votre vue est-elle quelquefois altérée? Dormez-vous bien habituellement? Avez-vous dormi la nuit dernière? Voyez-vous quelquefois des étincelles, ou toute autre image? Entendez-vous bien? Sentez-vous bien les odeurs? Sentez-vous également des deux côtés le corps que vous touchez? Souffrez-vous dans l'épine du dos? Y éprouvez-vous des fourmillements? Avez-vous des douleurs dans les membres, et surtout des fourmillements ou des élancements? Vos jambes, vos bras ont-ils la force ordinaire et sont-ils également forts des deux côtés? Êtes-vous sujet à des tremblements, à des convulsions? Avez-vous quelquefois perdu connaissance? Vos membres sont-ils quelquefois raides?

EXAMEN DU CORPS.

Avez-vous eu des douleurs dans les membres? Avez-vous eu des douleurs dans les jointures? Etes-vous sujet à des maladies de peau, avez-vous des plaies, des ulcères, des cicatrices, etc,?

CONCLUSION.

En terminant cette longue étude, nous nous croyons en droit d'affirmer que pour arriver à la détermination complète des états organiques qui peuvent exister chez le malade, le praticien doit nécessairement recourir aux moyens physiques d'exploration dont la science s'est successivement enrichie.

FIN

TABLE DES MATIERES.

FIN.

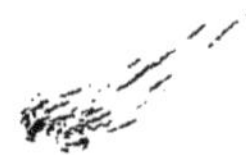

A. Parent, imprimeur de la Faculté de Médecine, rue Mr-le-Prince, 31.

NOUVEAU DICTIONNAIRE DE MÉDECINE ET DE CHIRURGIE PRATIQUES

ILLUSTRÉ DE FIGURES INTERCALÉES DANS LE TEXTE

RÉDIGÉ PAR

BERNUTZ, BOECKEL, BUIGNET, CUSCO, DÉNUCÉ, DESNOS, DESORMEAUX, DEVILLIERS, ALF. FOURNIER, H. GINTRAC, GIRALDÈS, GOSSELIN, ALPH. GUÉRIN, A. HARDY, HIRTZ, JACCOUD, KOEBERLÉ, S. LAUGIER, LIEBREICH, P. LORAIN, MARCÉ, A. NÉLATON, ORÉ, V.-A. RACLE, RICHET, PH. RICORD, JULES ROCHARD, de Lorient, Z. ROUSSIN, CH. SARAZIN, GERMAIN SÉE, EDMOND SIMON, STOLTZ, A. TARDIEU, S. TARNIER, TROUSSEAU.

Directeur de la rédaction : le Dr JACCOUD.

Rien ne prouve mieux l'utilité des Dictionnaires de médecine que la faveur avec laquelle le public médical a accueilli plusieurs ouvrages de ce genre depuis le commencement du siècle.

L'époque actuelle de la littérature médicale se caractérise par une grande abondance de traités spéciaux et de monographies publiés en France et à l'étranger, disséminés et par conséquent imparfaitement connus et appréciés. On sentait depuis quelques années la nécessité de rassembler et de coordonner ces travaux épars, de présenter un état complet de la médecine et de la chirurgie contemporaines, de mettre en circulation les nombreuses et récentes acquisitions de la science, et de préparer l'avenir en résumant, en fixant le passé et en marquant le point de départ des travaux à entreprendre.

Mais une œuvre de ce genre réclamait la coopération d'une association de médecins et de chirurgiens, dont le nombre fût assez considérable pour que chacun pût n'y traiter que des objets les plus habituels de ses recherches, assez restreint cependant pour que l'unité doctrinale nécessaire au moins dans chaque branche des sciences médicales pût être constamment maintenue. Comme garantie de l'autorité des auteurs qui ont bien voulu nous promettre leur concours, nous ferons remarquer qu'ils sont tous placés à la tête de la pratique dans les grands hôpitaux de Paris, de Strasbourg, de Bordeaux, etc., ou de l'enseignement dans les Facultés et les Écoles secondaires de médecine, et qu'ils représentent à la fois la médecine civile, militaire et navale. C'est de ces efforts réunis que doit sortir le *Nouveau Dictionnaire de Médecine et de Chirurgie pratiques*, que nous annonçons au monde médical et dont la qualification de *Nouveau* sera justifiée par les progrès qu'il réalisera. Il sera *Nouveau* par le nom du directeur, *Nouveau* par le nom des auteurs, *Nouveau* par le fond et par la forme, *Nouveau* par les nombreuses figures qui seront intercalées dans le texte.

Son titre suffit à indiquer à la fois son but, son esprit et sa forme.

Son but. C'est de rendre service à tous les praticiens qui ne peuvent se livrer à de longues recherches faute de temps ou faute de livres, et qui ont besoin de trouver réunis et comme élaborés tous les faits qu'il leur importe de connaître bien ; c'est de leur offrir une grande quantité de matières sous un petit volume, et non pas seulement des définitions et des indications précises comme en présente le *Dictionnaire de Nysten, Littré* et *Robin*, mais une exposition, une description détaillée et proportionnée à la nature du sujet et à son rang légitime dans l'ensemble et la subordination des matières.

Son esprit. Le *Nouveau Dictionnaire* ne sera pas une compilation des travaux anciens et modernes ; ce sera une analyse des travaux des maîtres français et étrangers, empreinte d'un esprit de critique éclairé et élevé ; ce sera souvent un livre neuf, par la publication de matériaux inédits qui, mis en œuvre par des hommes spéciaux, ajouteront une certaine originalité à la valeur encyclopédique de l'ouvrage ; enfin ce sera surtout un livre pratique.

Sa forme. Ce qui constituera une innovation importante, ce sera l'addition de figures dessinées et gravées sur bois et intercalées dans le texte ; premier exemple de l'iconographie appliquée à un répertoire encyclopédique des connaissances médicales. L'utilité des représentations figurées dans l'étude des sciences est trop évidente pour que nous nous arrêtions à la démontrer : la description la plus complète d'un objet ne saurait valoir le commentaire lumineux de son image, et l'instantanéité des représentations figurées simplifie, facilite l'exposition, qu'il s'agisse de médecine opératoire, d'anatomie chirurgicale, d'anatomie pathologique, d'appareils, d'instruments, de physiologie, etc. L'absence de figures constituerait une lacune véritable, et leur addition sera, croyons-nous, un élément indispensable du succès. Cette partie du Dictionnaire sera exécutée avec le même caractère d'ensemble que le texte, de manière que la description et la représentation s'appuient et se complètent ; ce ne sera pas un ornement accessoire et secondaire : ce sera un élément principal.

Beaucoup de figures seront dessinées pour le Dictionnaire, sans que, grâce aux procédés rapides de la gravure sur bois, la marche régulière de la publication puisse être entravée ; beaucoup seront par conséquent inédites et nouvelles ; d'autres seront empruntées aux meilleures sources.

CONDITIONS DE LA SOUSCRIPTION.

Le *Nouveau Dictionnaire de médecine et de chirurgie pratiques*, illustré de figures intercalées dans le texte, se composera de 12 à 15 volumes grand in-8° cavalier de 800 pages.

Prix de chaque volume de 800 pages, avec figures intercalées dans le texte, 10 fr.

Les volumes seront envoyés *franco* par la poste, aussitôt leur publication, aux souscripteurs des départements, sans augmentation sur le prix fixé.

On peut souscrire dès aujourd'hui chez MM. J.-B. BAILLIÈRE ET FILS, libraires de l'Académie impériale de médecine, et chez tous les libraires des départements et de l'étranger.

A. PARENT, imprimeur de la Faculté de Médecine, rue Mr-le-Prince, 31.

www.ingramcontent.com/pod-product-compliance
Ingram Content Group UK Ltd.
Pitfield, Milton Keynes, MK11 3LW, UK
UKHW020409190726
13838UKWH00006B/362

9 782329 123035